ALS患者として生きる覚悟

―難病の発症から二年半の自助と闘病の記録―

田中 繁夫
Shigeo Tanaka

風詠社

まえがき

二〇一六年十月、七十五歳のときに私は難病の進行性球麻痺の診断を受けた。この病気は筋萎縮性側索硬化症（ALS：Amyotrophic Lateral Sclerosis）と呼ばれている難病の一つの症状であり、どの部分から筋肉の萎縮が始まるかによってその診断名は異なる。

私の場合は構音障害（言語障害の一つ）から始まり、発声が出来なくなり、軟口蓋（口蓋垂）、舌等、口元から症状が出始めた。脳の延髄から口元への末梢神経への神経経路がブロックされて正常な動作が出来なくなった。医者からはALSの初期症状には特徴的な症状に二つのパターンがあり、口元から始まるALS、すなわち進行性球麻痺は症状が手足などの末端の麻痺から始まるパターンのALS患者より、他の部分への症状拡大が早く進行するとの説明を受けた。通常、ALS患者は二年から五年の間に呼吸機能が低下し、人工呼吸器を付けないと生きられないと言われているが、その期限が早く来ると医師から通告された。

人工呼吸器を付けて生き延びても、全身の運動神経が麻痺して、自分の意思で動かせる随意筋が萎縮し動けなくなってしまうと眼球を動かす事が唯一の意志表現手段になり、視線入力装置（トビイ）を持ったパソコンに、介護者の仲介を経由して意志を伝えることしか出来なくなる。それを選択するのは、五十歳以下と若く、現役で発症してしまったが、まだ遣り残した事が沢山あるという意欲溢れた患者である。

私の場合は、現役を引退し地域福祉に貢献しようと、社会福祉士の資格で、認知症ケア専門家を目指していたが、全身の運動神経が麻痺して、まだ生き延びたいという気力が維持できるかは分からない。ＡＬＳの患者の七〇％は人工呼吸器を付けない。生き延びる事を選んでいない。

社会福祉士はソーシャルワーカーの国家資格であり、主として医療・高齢者・児童・身体障害者・精神障害者の相談援助業務に携わる福祉分野を担うジェネリックソーシャルワーカーである。病院にはメディカルソーシャルワーカーが居て、患者の相談に乗り、医師と患者のコミュニケーションを支援している。

現在の私は他人の相談に乗る力は無くなったので、自分が患者として、自分自身と担当医師とのコミュニケーションを通じて、自分と同じ難病のＡＬＳ患者への情報提供の為に、病気に向き合って、快適な余命を生きるためにＱＯＬ（生活の質）を追求した事例を紹介したくて、本書の執筆を志した。

医者と患者は信頼関係が構築できないと、時には対立するが、本来は同じ病気に立ち向かうパートナーである。医師は僅かな時間の診察で、患者の状況を判断する事を求められるが、私は話が出来ないので、事前に前回の診察の後に何が起こり、どう過ごしたかをメモにして診察時に主治医に提出した。前回与えられた薬に対してはどのような変化（効果）があり、どのような副作用を感じているのかを詳しく記録して伝えた。

本書には、その時々で不安や疑問に感じた事を「主治医への相談とお願い」として挿入した。担当医師の言うことが正しいとして全てを鵜呑みにするのではなく、自分でも病気や薬の効果と副作用に伴うリスクについてネット情報等で調べて、自分の病気の症状の理解を深めて、病気に立ち向かい、自分自身の命に責任を持つ事が患者にも求められている。薬には必ず副作用があり、それに耐えても薬の効果に期待して回復したいと強く望むのか、効果があまり無い薬の副作用で苦しむのなら、薬を飲まないで、生活の質（ＱＯＬ）を確保するのかの判断は患者自身が決めなければならない。

難病と言われているＡＬＳでは、治療がまだ確立していない未知の医療分野なので、担当医師、看護師、薬剤師などの医療スタッフと一つのチームとなって、患者と家族が病気に立ち向かい、生きていく姿勢を持つ事が、質の良い医療に繋がる。

本書では、ＡＬＳの発病の経緯、神経内科の医師とのやり取り、病院通いの日時等を出来るだけ詳しく記録した。患者の立場から見ると、ＡＬＳ（筋萎縮性側索硬化症）の治療は専門医にも解らず、進行の予測も出来ず、対症療法も暗中模索のように思える。私は社会福祉士として地域福祉、特に認知症ケアの専門家として活動していたので、医師と患者が相互理解をして、共同して病気の治療に当たるべきと考えていた。

社会状況も今までの医者が優位に立って係わって行く「パターナリズム」から患者の自己決定を尊重し医師と患者が同じ立場に立って、一緒に考えてゆく「シェアード決定」に変わってきている。この本が医療関係に従事している人達にも患者の思いとして読んで頂ければと思っている。

私のＡＬＳの病状の進行と病院通い、医師との対話の記録が、他のＡＬＳ患者と家族が知りたい内容をカバーし、世の中の役に立つ事が出来れば嬉しい。

目次

ＡＬＳ患者として生きる覚悟

―難病の発症から二年半の自助と闘病の記録―

第一章　二〇一六年　構音障害の原因究明

発病と体調の変化を認識「喉がおかしい」

振り返ってみると、二〇一五年、七十四歳の時の春から夏にかけて変化が出たように思える。食事の際、時々舌を噛み出血することが起こった。なぜ舌を噛むのか？　因果関係が分からなかった。ゆっくり噛むように注意しても、舌を噛んでしまうことが多くなったが、特にこれといった理由も思い至らなかった。更に十一月頃から風邪をひいたため、風邪薬を飲んだが、喉の異常がなかなか治らないと感じていた。年末になり、喉、声が更におかしくなって、原因を究明しないとまずい事になるかもと感じていた。

二〇一六年の一月から、呂律が回らない構音障害が出たので、その病気の原因をはっきりさせたくて、多くの病院で診察を受けた。

原因究明で近隣病院の受診

二〇一六年一月以降、自宅に近い「たまプラーザ南耳鼻咽喉科」を何度も受診し、内視鏡で喉、声帯、気管を調べて貰ったが、異常は見つからなかった。

四月一日に近くのクリニックで脳ＭＲＩ検査をしたが、脳の萎縮は無く、認知症の兆候も無く異常なしの所見だった。七年前に前立腺癌を「癌研有明病院」で全摘出手術をしたが、その時は放射線治療もせず抗がん剤の薬も飲まなかった。以前から腎臓にのう胞が数個あったので、最近クレアチニンの数値が上昇して、腎臓炎を指摘され、「虎の門病院腎センター」で定期的に受診していた。食事のたんぱく質と塩分摂取量を減らし、血圧降下薬は飲まずに血圧を正常値以下に保っていた。

呂律が回らない…構音障害

五月に入り、構音障害が目立つようになったのでネットで調べたが、原因不明の異常な障害なので、リハビリをする事が必要であると考えて、漢方薬「半夏厚朴湯」を試してみることとし、三十日間服用したが、変化はなかった。六月になって構音障害の現象が強くなり、呂律が回らない状態がひどくなったので、買い物に行くと店員さんに酔っているの？と誤解される事が多かった。食事は普通に食べられるし、運動機能の異常は発生していなかったので、日常生活は変わらず、投資先の株主総会に出席して意見を述べ、毎月一～二回の大相模カントリークラブでのゴルフを楽しみ、近くのフィットネスクラブには毎週行って、機械を使って筋肉を強化し、六十分ランニング、五〇〇メートル水泳で身体を鍛えていた。

七月になって信頼できる虎の門病院本院、神経内科を受診し、血液検査、核医学の脳の血流シンチレーション検査を実施したが、検査結果に何も異常は無いので、担当医師の判断で三ヵ月後に再検査することになった。

アルプス登山で確認した体力減退

七月下旬には念願の北アルプス、蝶ケ岳、常念岳の一泊縦走登山に一人で行った。登りは足が攣って、水を飲んでも岩塩を口に含んでも直らず、予定時間を大幅に超過し午後三時過ぎに漸く、蝶ケ岳の山頂小屋に到着した。

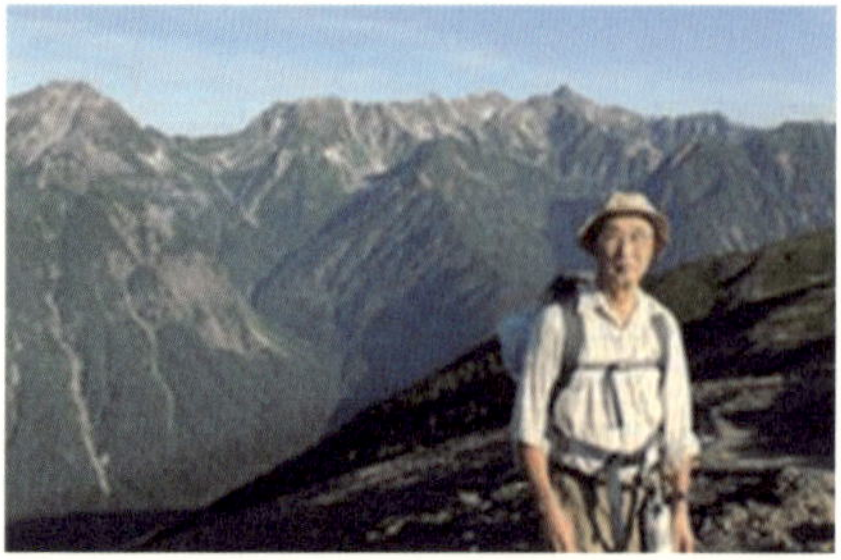

▲蝶ケ岳山頂、槍ヶ岳、穂高岳を背景にして

翌日は安曇野三股の登山口の駐車場まで下山するので、ご来光を仰ぎ、朝食を食べて六時半過ぎに山小屋を出発した。天候に恵まれ、途中、北アルプスの穂高連峰、槍ヶ岳を見ながら、山や高山植物の写真を撮り、常念岳に向かった。今日は疲れ防止のタイツを履いたので、足は攣らなかったが、なぜか息切れがして休む事が多くなり、予定時間を大幅に遅れ、山頂に着いたのは十二時過ぎになっていた。体力が無いと下山できないので、昼食をとって午後一時過ぎに下山した。前常念岳までは大岩の連続の険しい道であることを知って、無事に下山できるかと不安になった。途中下山の道を間違えたら大変だと思って、同じ方向に下山する人を探し、幸いにも地元の若い青年が同じ登山口

に下山する事が分かったので、彼に付いて下山した。彼は時々携帯電話のＧＰＳで登山道を確認して、あと何時間で下山できると教えてくれ、私が高齢で、話す事がはっきりしないので、明るいうちに下山できない恐れがあると思って、途中からは付き添って下山してくれた。お蔭で登山口の駐車所に無事に到着したのは六時半を過ぎていたが、未だ明るかった。

二〇一六年十一月、金婚記念旅行でハワイへ

病気が進行しており、海外旅行に行くなら元気な今が最後の機会と考えて、苦労を掛けてきた妻に楽しい想い出をと思って金婚記念の旅行を計画した。病気が発病して一年が経過しており、構音障害が進んで、一生懸命注意して話しても、初対面の人に話が通じない事があったので、家族が不安で反対し、妻も乗り気ではなかったが、旅行社に五日間のパッケージ旅行を予約して、家内と二人で金婚記念のハワイ旅行に出掛けた。

旅行の日程計画は自分で企画し、ダイヤモンドヘッドの早朝登山ハイキングで日の出を見る。イタリア料理の老舗で夜景を満喫する。街を見下ろせるタンタラスの丘で夜景を見る。ノースショア半日観光。ディナー・クルーザーでサンセットを見る。ワイキキの浜で泳ぐほか、ショッピング、デラックスホテル滞在を楽しんだ。ＪＡＬグローバルクラブのメンバーで空港のラウンジを利用できたので、これから介護をして貰い苦労を掛ける妻にも楽しい思いを体験して貰った。

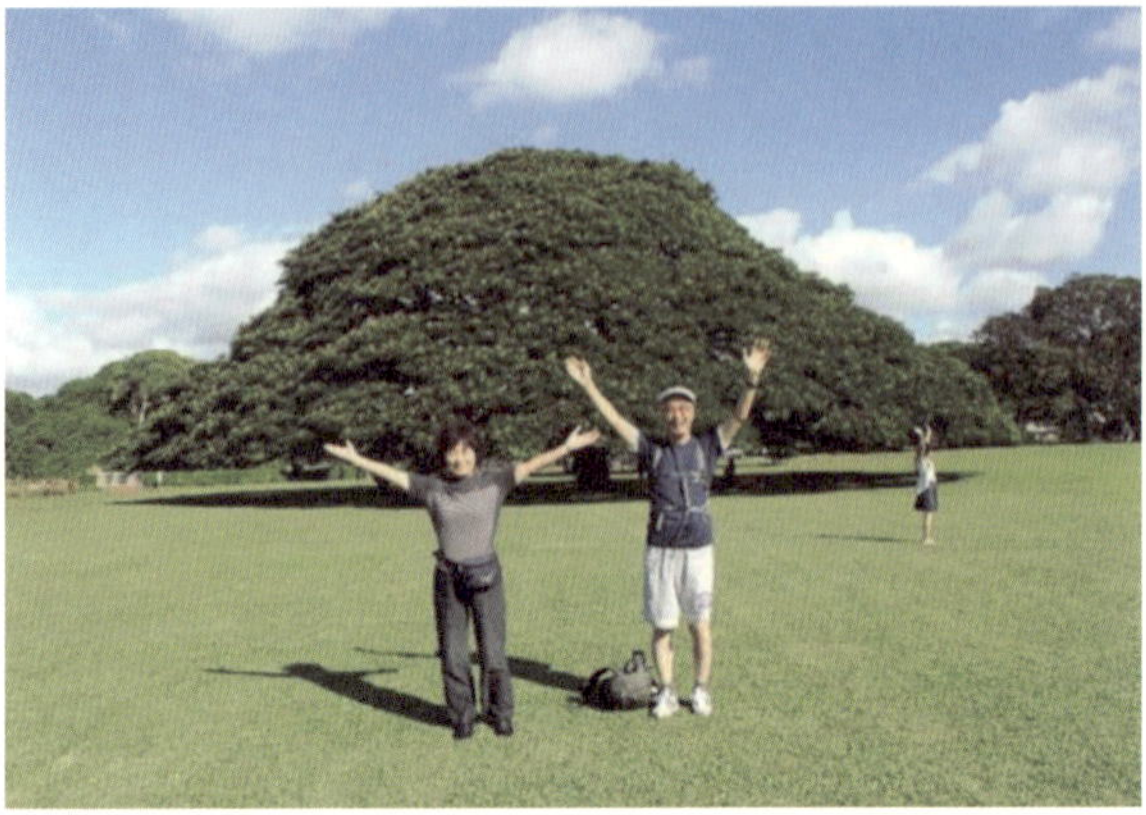

▲ハワイのオアフ島モアナルアガーデン公園、日立のコマーシャルで有名な「この木なんの木」の前で妻と記念撮影

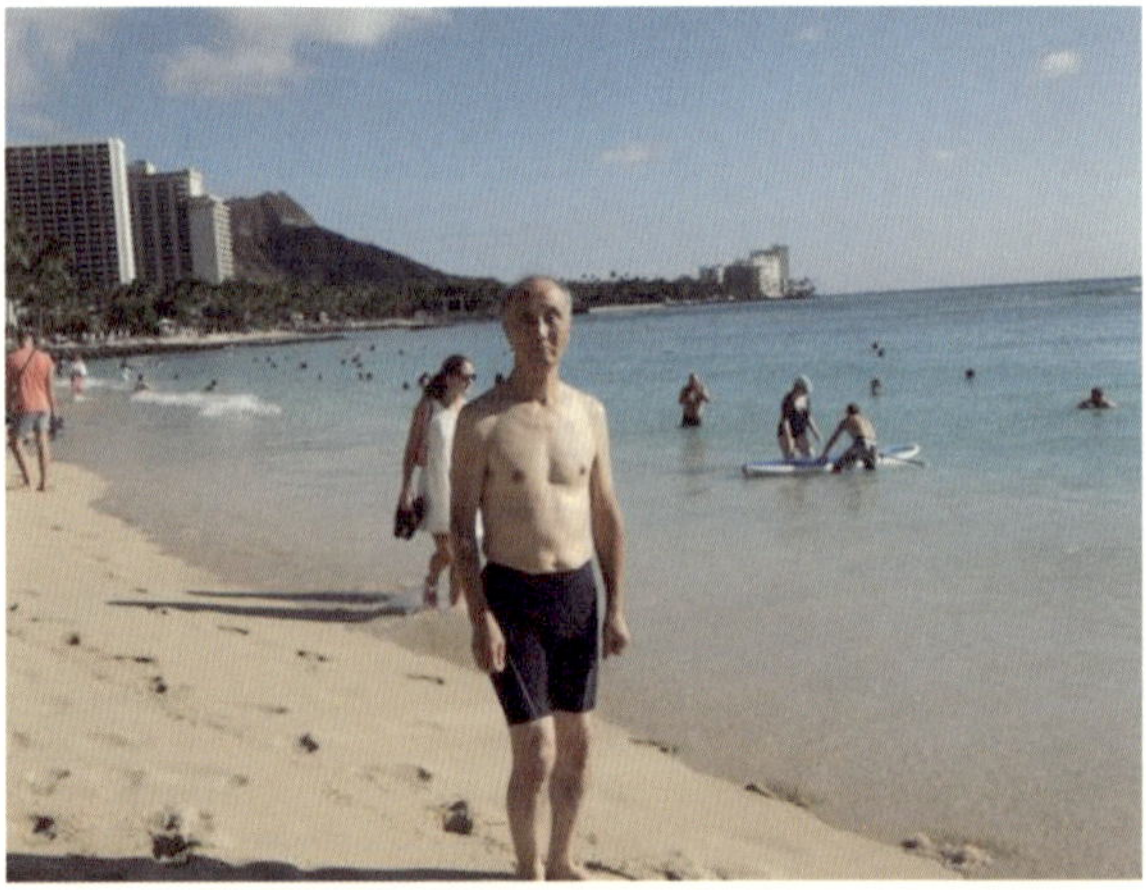

▲ワイキキ浜での水泳風景（ダイヤモンドヘッドの背景）この頃はまだ胸の筋肉はしっかりしていた。

第二章　二〇一六年十月、本格的な構音障害の原因追求

色々な病院巡り、神経内科を受診

平成二十八年六月九日（木）に、近くの耳鼻咽喉科で内視鏡で診察しても特に喉の異常はなかったが、その後も構音障害が回復しなかった。そのため、「虎の門病院・神経内科（堤内医師）」の診察を受けた。脳のＭＲＩ、核医学血流検査、血液抗体の検査を受けたが、七月十五日（金）の医師面談診察でも、原因不明とのことで診断結果は示されなかったので、三ヵ月後に再度診察することになった。

心配だったので、近所で交流のあったスポーツ医学の医師に相談し、聖マリアンナ大学の元学長の紹介で二〇一六年九月十六日（金）に登戸の脳神経クリニック（加茂院長）を受診した。口蓋に異常があり、ＡＬＳ（筋萎縮性側索硬化症）の恐れがあるので、至急専門医の居る都立神経病院に行くように言われ、外来担当の横地医師宛の紹介状を書いてくれた。十月四日（火）に紹介状を持って外来で神経内科の診察を受けた。

二〇一六年十月三日（月）、都立神経病院で（進行性球麻痺の診断）

都立神経病院（多摩総合医療センター）の脳神経内科の横地医師（アルツハイマーの専門医）の診察を受けた。その診断結果はＡＬＳの恐れが高いのでＡＬＳ専門医の木田（ぼくた）医師を紹介し引き継ぐと言われ、その先生の予約を取ってくれた。

十月五日（水）に改めて都立神経病院に行きＡＬＳ専門医に初めて面談し、直ぐ筋電図検査を実施したが、異常は検出できなかった。喉・舌以外には特に異常はないということで、十二日（水）に脳のＭＲＩをとる事になった。

十月十四日（金）にＡＬＳ専門医との面談（家族同伴の指示）。進行性球麻痺の診断を通告され、更に詳しい検査をするので、検査入院の強い要請があった。看護師からの説明だけでは検査入院の検査内容、検査目的が分からず、心の準備ができないので検査入院の内容を病院に問い合わせた。

延髄神経経路が麻痺した進行性球麻痺と診断されたが、その原因、程度、進行性、治療の判断は現状ではできない。二週間の入院で精密検査を実施して症状、病名を確定し、治療方針を早い内に決めたほうが良いとの医師の説明だった。

手足の筋力低下は殆ど顕在化してないが、進行すると手足の運度機能、噛む力、飲み込む機能、話す機能を制御している神経が次第に侵され、動作が困難になるとの事だった。誤嚥性肺炎のリスクが高まるので、肺炎で死ぬ例が多く、発症から三年以内に死に至る例が多いと言われた。重篤な肺炎にならなければ、人工呼吸器をつけて十年以上は生きられる可能性もあるとのことだった。この時は時々噎せたり、涎が出るようになったりしていたが、注意すれば普通の食事が出来た。

進行性球麻痺とは

進行性球麻痺とは、筋萎縮性側索硬化症（ＡＬＳ）の一つのタイプと考えられている病気である。脳の延髄（球と呼ぶ）という神経に制御されている筋肉の萎縮により、話しづらくなったり、物が飲み込みづらくなったりすることが徐々に進行して、舌がやせて委縮していく。それと共に、手や足がやせて、筋肉の低下が見られるようになって、ＡＬＳの症状が進行していく。原因は遺伝子異常と考えられているが、はっきりはしていない。

進行性球麻痺は、延髄を通る神経の障害によって麻痺がおこる病気である。球麻痺は筋萎縮性側索硬化症、ギラン・バレー症候群、多発性硬化症、重症硬化症などが原因の場合もおなじ発症をする。この病気の主な症状は、延髄を通過する運動神経の麻痺により、舌、口唇、口蓋、咽頭、喉頭を支配する神経や筋肉が進行性の委縮を起こして、嚥下障害や咀嚼障害、構音障害などを起こすことである。

呼吸障害や唾液分泌亢進、心調律異常なども起こり、舌の萎縮が見られることが症状の特徴である。やがて寝たきりとなり、最後は呼吸筋麻痺で死亡する。発症から死亡までは個人差があり二年から十年と予想されている。筋委縮性側索硬化症は、多くは孤発性だが一部は遺伝性で家族内の発症が見られ、難病特定疾患に指定されている。アミノ酸代謝異常や自己免疫異常などの学説があるが、はっきりとした原因は分かっていない。

この病気にかかった場合、治療する方法は現在確立されていない。そのためこの病気にかかったことにより引き起こされる感染症の予防、嚥下障害による経口摂取の量低下を補うために胃ろうによる栄養補給、呼吸障害に対しては酸素マスク、気管切開による人工呼吸器などの対処療法が主な治療になる。リルテック（正式名はリルゾール）という薬が進行を遅らせる効果があると言われているが、有効性ははっきりしていない。

俳句　ＬＳの診断を受けて

遠雷や耳を疑ふ師の所見

木の実独楽回し続くる迷ひ神

耳鼻咽喉科の症状検査

十月二十八日（金）、ＡＬＳ専門医師の診察時に、検査入院の内容の説明を受けた。家族に発症例は無く遺伝子検査は必要なく、現在の症状の客観的な診断が欲しかったので、口・舌・喉の機能検査をお願いし、「多摩総合医療センター」の耳鼻咽喉科の専門医の予約をとった。十一月三十日（水）に同院・耳鼻咽喉科の内藤医師の検査を受けた。咽・喉の飲み込み機能の低下、舌の動く範囲が狭く力がない。誤嚥に注意が必要との診断であった。その結果を踏まえ、十二月二日のＡＬＳ専門医師の診察を受けた。

十二月二日のＡＬＳ専門医師の診察

専門医に尋ねたかったのは、

（1）今のところ、咽喉、舌、口蓋以外の筋肉、運動機能には影響が出ていないので、運動は普通にできる。今後の進行が予想され、まずは食事による誤嚥、喉の詰まりによる窒息が心配である。現在の喉の状況、機能低下状況を診断して頂き、生活上の注意を教えて欲しい。

（2）咽せるので、食事、水の飲み方、喉に食べ物が詰まったときの対応、咽せることの防止注意。舌の力が弱く、口の中の食べ物の移動が自由にはできない。喉や、歯茎に食べ物が張り付いて取れないことがある。また食べ物が口蓋垂に近づくと、勝手に喉に入ってしまう事がある。飴玉、チューインガムを意思に反して飲み込んで詰まったことがある。そういった場合の対処方法。

（3）進行を抑制するための、日常生活の注意事項、食べ物、栄養、ビタミン剤等、更に進むと、食事ができなくなるので、胃ろうの手術、栄養補給が必要で、近くに胃ろう創設が出来る病院を探しておきたい。
（4）喉をつまらせた場合の緊急処置はどうしたら良いのか。

ＡＬＳ専門医師への相談事項

都立神経病院にお世話になって、二ヵ月が経過したが、病名はＡＬＳ（進行性球麻痺）と聞いたが、その病気に関しての診断結果を詳しく知りたかったので以下のような質問を投げかけた。
（1）難病で治療法が限られており、薬も副作用があり余り効果がないのではないか？
（2）今後の病状の進行予測と対処療法はどうしたらよいのか？　何のために検査入院が必要なのか？
（3）自己免疫の強化が進行を遅らせる効果があると言われているが、神経に関係するビタミン剤、漢方薬の効果は期待できるのか？
（4）体重と体力の維持の為、毎日の運動と十分な栄養摂取、誤嚥性肺炎にならない工夫と毎日の生活はどうしたら良いのか？
（5）今後の治療方針はどう考えているのか？　定期的な主治医の診察は必要か？
（6）県の指定難病認定をもらい、医療費の助成を受けるための方法は？
これらの質問に担当の医師からは詳しい説明が頂けなかったので、絶望感と不安で診察後は涙を堪える事ができなかった。

アイス・バケツ・チャレンジとは何?

アイス・バケツ・チャレンジはネット上で話題になったが、ＡＬＳという難病の知名度をあげる事と、研究のための寄付金を集めることを目的としていた。

二〇一四年に始まって、米国でフェイスブックをはじめとするソーシャルメディアを中心に広がり、ニュースで取り上げられるなど、ちょっとした社会現象になった。

ルールは簡単で、指名されたら「バケツ一杯の氷水をかぶる」か「一〇〇ドルを寄付する」かのどちらかを選んで二十四時間以内に実行するというルールである。実行した人は次に続く人を二～三名指名するというバトン形式で拡散して行った。

世界的に知られているのは英国の理論物理学者のホーキンス博士がこのＡＬＳを発症し五十年余り病気と戦って二〇一八年三月、私と同じ年齢の七十六歳で昇天した。日本ではテレビ番組「クイズダービー」の名物回答者で仏文学者の篠沢秀夫教授が、私の今の年齢と同じ七十六歳で発病し、八年間のＡＬＳ闘病の末に、二〇一七年十月に八十四歳で他界した。

通称ＡＬＳは、正式には Amyotrophic Lateral Sclerosis であるが、日本語では筋萎縮性側索硬化症という名前のついている難病である。ＡＬＳを発症すると、運動ニューロン（身体を動かすことを司っている神経系）の質が変わるのである。

ＡＬＳでは生じにくい症状がある。眼球運動や膀胱、直腸など排泄にかかわる器官は比較的障害の現れにくい場所である。また、視覚や聴覚などの感覚も正常な場合が多く、この事が逆に患者のストレスになることがある。

自ら実践した病院の上手なかかり方　七か条

一．よりよい関係づくりは挨拶から。

医師の面談診察の最初には名前を述べて挨拶し、終了時も「ありがとう」の挨拶をした。

二．伝えたいことは詳しくメモして、医師に見せ受診する。

ドクターは常に多くの患者と接して多忙なので、個々の患者に対しては平均二十分程度の診察で、検査データーと過去の診断のカルテを見て、診断している。早く的確に診断を下して貰うために、現在の自分の状況をまとめて伝える事が必要になる。今後の治療方針決定するために、医者は患者が飲んでいる薬を知る必要があるので、お薬手帳は必ず持参する。

三．これからの見通しを質問して確認する。

インフォームドコンセントという言葉も定着した感があるが、より早い治癒のために、ドクターと患者の認識を同じにしておく必要がある。遠慮せずにこれからどんな治療が施されるのかを確認する。質問により、また医師との信頼関係が深まる。大事なことはメモを取って確認し、納得できない時は質問をする等の自身の努力も必要である。

四．医療にもまだ分かっていないことや不確実な事があり、限界があることを認識する。病院、医者に任せても、限界があるという事を理解する。その場合、疑問が残れば「セカンド・オピニオン」として主治医以外の他の病院の医師の意見を求める事が出来る。

五．今の医師が専門外の場合、他の病院を紹介してもらう。医療機関もそれぞれ得意不得意な分野もあり、全てにおいて万能というわけではない。気になることが発生したら、他の医療機関の紹介や相談などを気軽に申し出る。医療機関の場合、最近は紹介制度、提携関係を結んでいるところが増えているので積極的に申し出る。

六．相談室などの有効活用する。医療機関には、治療内容、費用など患者の疑問に応えてくれる医療相談室にソーシャルワーカーが居るので、医師に聞き難い事は相談室等を有効に利用する。

七．治療方法を決めるのは患者自身である。医療機関から治療方針が示されたら、それを決めるのは患者自身である。自分が関連する情報を整理し、しっかり判断すること。

ALS（筋萎縮性側索硬化症）の一般的な初期症状

ＡＬＳは五年後の生存率がわずか七％とも言われるほど、予後の悪い病気である。ＡＬＳが進行した場合には筋力がおとろえ、日常生活すらも困難となっていく。原因は不明、治療不能の難病である。

初期症状としては二つのパターンがあり、ＡＬＳの患者の内、約四分の三の人が手足の動きに異常を感じて病院を訪れる。最初は箸が持ちにくい、手や足が上がらない、走りにくい、疲れやすい、手足のふるえ、ピクツキ、筋肉の痛みやつっぱりなどの自覚症状を意識する。これはＡＬＳに特徴的な症状の一つで、手足の麻痺による運動障害の初期の症状である。

もう一つの初期の症状として、口元の麻痺から発生する場合で、約四分の一の人が咽喉の筋肉の麻痺で構音障害、舌のもつれ、パ行、ラ行等の発音が困難になり、コミュニケーション障害が起き、嚥下障害がおきて飲み込むことが難しくなる障害が起きて、病院を訪れる。この症状を球（延髄）麻痺に分類する場合がある。

まだ研究過程であるが、遺伝要因、環境要因、そして食生活等の原因が予想されている。遺伝要因では、活性酸素の除去に関する遺伝子に変異があることが分かってきている。神経系ではグルタミン酸の過剰分泌による神経細胞が死ぬ伝達系の異常説が知られている。

比較的身体の動くうちにＡＬＳと認定されることで、リハビリ等により進行を遅らせることや、経済的な負担の軽減、介護の様々な準備など、出来ることが多数あり、早期発見が重要であるが、現在のデーターでは症状に気付いてから神経内科のＡＬＳ専門医を受診するまでに、平均十二ヵ月かかっているという現状がある。

十二月末、東洋医学（鍼灸）に縋る

西洋医学の治療法は無いとの事なので、東洋医学による自己免疫の強化を目的に漢方薬を見つけることとした。その過程で、蘇我庵中国鍼灸院（銀座）で進行性球麻痺が治った実績のある鍼灸を実施していることをネット上で知った。溺れる者は藁をも掴む、気持ちで、十二月二十日に銀座の中国鍼灸院を訪ね、治療を受けた。脳に微電流を流すので、何らかの効果的影響があると期待して、六十分間の治療を七回受けたが、特に変化はなく、健康保険の効かない治療費が高価であり、針灸師の言う事があいまいで信用できなくなり、中止する事とした。

俳句

術無くて漢医に縋る冬の雷

第三章　二〇一七年　ＱＯＬ（生活の質）を求めて

一月の生活状況

年が明けて平成二十九年になったが、好きな歌が唄えない。カ行、サ行の発音が特に不明確になった。一月からは殆ど話が通じなくなって、携帯電話のテキスト音声変換ソフトを使って話をするようにした。

食事は普通のメニューを、時間を掛けて食べていたが、舌の機能が低下して口の中で食べ物を歯に移動できないので、箸で動かして噛み飲み込むが、噛み砕けないものは喉にひっかかるようになった。油断して水を飲むと気管に入ってしまう。口が閉まらないので、ストローは使えない、唾液が漏れてよだれが出る。飴やガムを食べるといつの間にか喉の奥に入って、喉が詰まってしまい、窒息の恐れがあった。吸湿性のある錠剤薬は喉に張り付いて、奥に入らない事がある。食欲はあるので自分で好きな料理を作って食べ、体重は六〇キログラムを維持していた。

運動機能の低下はまだ無いので、毎月一～二回のゴルフ、毎週のフィットネスクラブ、毎日のラジオ体操で身体を鍛え、友達とのハイキング、車を運転して友人と温泉旅行、夏は蓼科山、北横岳、縞枯山、等の比較的低い山の単独登山に励んだ。

当時は喉・口・舌の機能障害に負けず、食事は軟飯二五〇グラムを中心に栄養バランスの良い副食を組み合わせ、必要なカロリーを取り体力維持に努めた。腎臓機能の低下で蛋白質と塩分の制限があったが、普通の副食を食べ外食もした。話が通じなくなってからは、携帯電話のテキスト音声変換機能のソフト（こえとら＝ＮＩＣＴの開発、とアイプレイウオーク）を使って、話したい事をキーボード入力して、声で意志の伝達をしていた。

ＱＯＬとはなに？

ＱＯＬ（Quality of Life）は日本語では「生活の質」の意味になるが、前向きな気持ちで暮らしていけるよう日常生活の質を高めることを指す。ここでは物理的な豊かさやサービスの量、自立しているだけでなく、精神面を含めた生活全体の豊かさと生きがい、幸福感、自己実現を含めた概念として使っている。歩行、食事、衣服の着脱、洗面、入浴、排便といった日常生活における身辺動作に加えて、期待されている役割を果たし、意思を持って自分のしたい事が出来ることも含めている。個人の価値観、主観的幸福感によってＱＯＬの尺度が決定されるので、誰でもが同じレベルを求めている訳ではない。

私は発病した時から、認知症のような老化現象としての回復しない病気もあると思っていたこともあって、症状に向き合い、それをカバーする方法を考えていた。医者からＡＬＳの難病と診断された時はこの難病と戦っている英国のホーキンス博士を思って、ある意味で絶望感に襲われた。しばらく経って、誰でもが一度は死ぬ寿命があるので、残された人生をできるだけ満足して暮らそうと考え、自立して元気な内に、遣り残したことを出来るだけ実行出来るように計画を立てた。

その時からこの難病に向き合い、家族には出来るだけ心配を掛けない配慮をして一人で病院に行っていた。話は出来なくなっても、友人とは楽しいゴルフは出来たし、車を運転し病んでいる友達を誘って温泉旅行に一緒に行った。私にとってのQOLの重要な尺度は、自立と貢献で、家族に心配や負担を掛けないで、日常生活や家族サービスをすること、困っている姉、兄、縁者や友達を助け、グループや地域に貢献することであった。自己実現の点では趣味の俳句に時間を使い、自分の生きた証を次世代に残すための記録を書いた。

更に病気が進行したときは、看護、介助を受けて、実現する日常生活の質という点に重点が移る。障害者の自立生活運動などの領域で、ADL（日常生活を自分でやれる）に注目しているが、ADLができなくても他者の介助を利用して自分の望む生活の質、幸福感を確保することにQOLの目が向けられる。

ALSの確定診断条件

ALSの診断には、①上位運動ニューロン徴候群（腱反射亢進、痙縮、病的反射）と下位運動ニューロン徴候（筋萎縮、線維束性収縮）が多髄節に亘って認められること、②症状が進行性であり、かつ初発生部位から他の部位へ進展が見られること、③類似の症状が見られる他の疾患の鑑別、除外診断の三条件が必要と言われている。

上位運動ニューロンとは脳の中の運動神経細胞で、運動の命令を発する。下位ニューロンとは脳から下りてきた命令を受ける脳幹あるいは脊髄の左右の側面（側索）の神経細胞で、実際に口や手につながる命令は、更に神経線維を経由して筋肉に達する。

ＡＬＳは筋肉自体の疾病ではないし、手足に起こっている細かな神経の疾病でもなく、主に脊髄と脳の運動神経が変成、脱落するために起こる。

私のケースでは初期は喉・口・舌の麻痺しか麻痺が出ていないので進行性球麻痺と診断されたが、確定診断に必要な筋電図の異常、上位運動ニューロン徴候群の症状も、下位運動ニューロン徴候も確認できていない。ＡＬＳの確定診断が都立神経病院で出されたが、疑問が残っている。実際の確定診断の条件を多面的に検討していると思われる。

検査入院の勧め

十二月に入り、主治医から検査入院をして詳しい検査をしないと確定診断は出来ないので、早期に検査入院をするように言われたが、どのような意図で、どんな検査をするのかを質問しても説明はしてくれなかった。自分では有効な治療法も薬も無いので、検査入院を余り急ぐ必要性は無いと考えた。

医者は頼りにならないので、当面の対応としては自己免疫力強化で進行を遅らせることを意図し、神経に効果があるビタミンB12、B6錠剤を自分で買って飲むこととした。

呂律がまわらない段階を超えて、発声が不明確になり、話が理解してもらえない状況が増えた。友人の指導で発声訓練にもチャレンジした。また食事の問題は、飲み込み時のトラブルで噎せる事が増えた。

検査入院

一月二十日（金）に担当医師の診察で、検査入院を強く勧められた。検査入院をしないと確定診断が出来ないので、治療法の検討は出来ないし、認定難病医療費助成申請の診断書も書けないと言われたので、入院を決断し、三月二十一日から四月六日までの十七日間「都立神経病院」に検査のため入院した。

検査内容は、エックス線撮影、心電図、肺機能検査、血圧、血液酸素飽和度の測定、言語聴覚士の舌の機能確認、言語リハビリ、食事時の観察と料理の変更、耳鼻科の診察、内視鏡による飲み込み時の観察、とろみの効果の診断。脳MRI検査（一・五ステラ）、腰椎穿刺による脊椎（脳）液の採液、入院担当主治医による認知症面談検査、筋電図検査、首のMRI撮影であった。

検査入院しても特に新しい診断は無く、検査も信頼性に欠けるものだった。

都立神経病院の病院食

言語聴覚療法士がベッドサイドに来てくれて、私の食事の食べ方を観察して、病院食の内容を決めてくれた。当時私は元気で動けたので、カロリーは二〇〇〇キロカロリーを取って、腎臓炎だったので蛋白質を減らし、軟飯のデンプンを多くした。水はとろみを付けるように指導され、牛乳はヨーグルトに替えた。味噌汁は無く、副食は一つ、それに小鉢が一つか二つ付いた。その一例を写真に示したが、進行性球麻痺の患者の症状を良く理解した病院食であった。パンは上顎に貼り付くので食べられないと言われた。

自分では注意すれば水も味噌汁も飲めたが、言語聴覚士は噎せる事は気管に食べた物が入っている事なので、誤嚥性肺炎の恐れがある。噎せないように注意して食事をするように厳しく指導された。

病院の食事の一例（進行性球麻痺の患者に対する特別メニュー、嚥下菜）

一般３嚥下菜
水分そのまま、とろみ小鉢
３月 31 日（金） 朝
軟飯 300g、味噌スープ、焼き豆腐煮付け、じゃがいもの煮物、たいみそＰ、
ヨーグルト

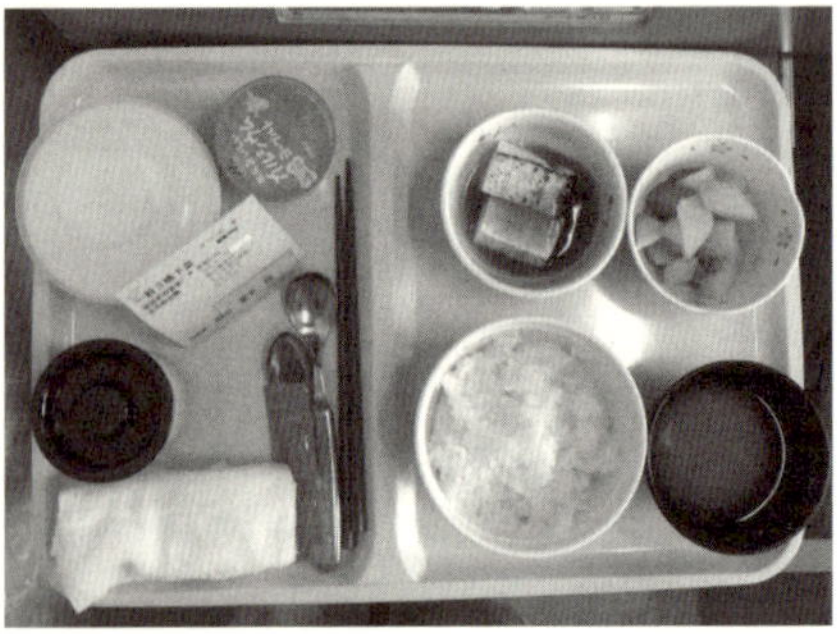

一般３嚥下菜
水分そのまま、とろみ小鉢
４月６日（木） 朝
軟飯 300g、味噌スープ、鮭缶おろし煮、お浸し、煮豆、ヨーグルト

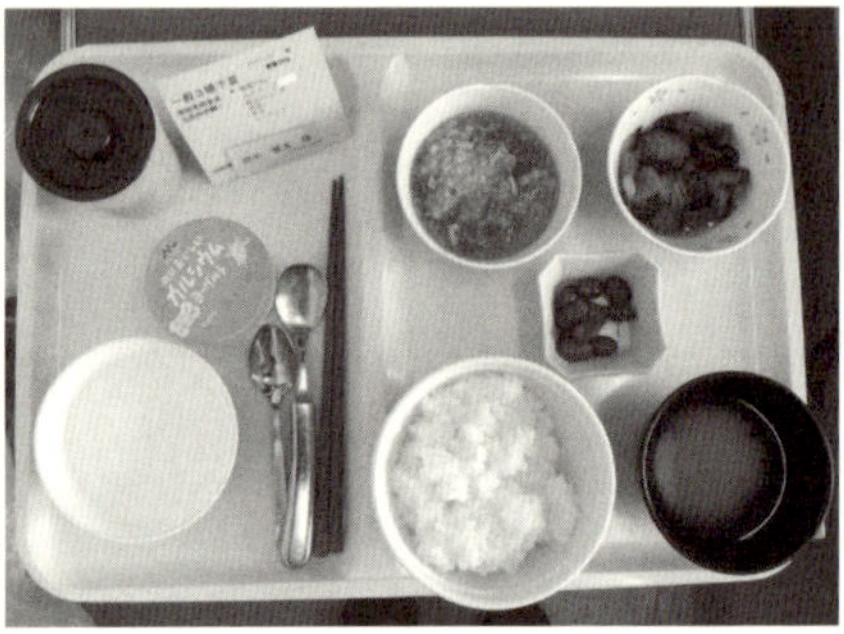

一般３嚥下菜
水分そのまま、とろみ小鉢
４月３日（月） 昼
軟飯 300g、トマトシチュー、煮浸し、
練り梅Ｐ、ヨーグルト

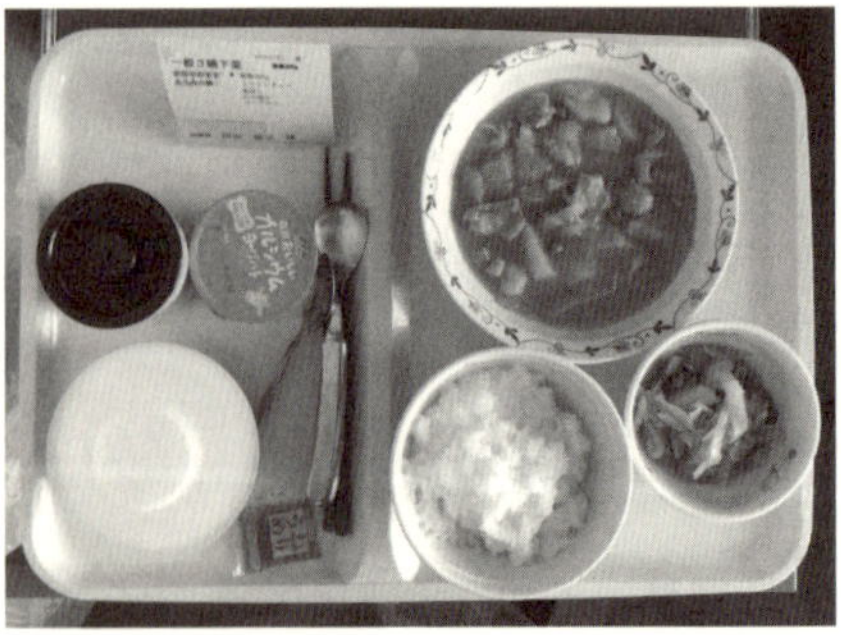

一般３嚥下菜
水分そのまま、とろみ小鉢
４月４日（火） 夕、花見御膳
軟飯 300g、ゆかり添え、めだいの桜煮、
煮福豆付き、焚き合せ、蕪甘酢和え、
果物（いちご）

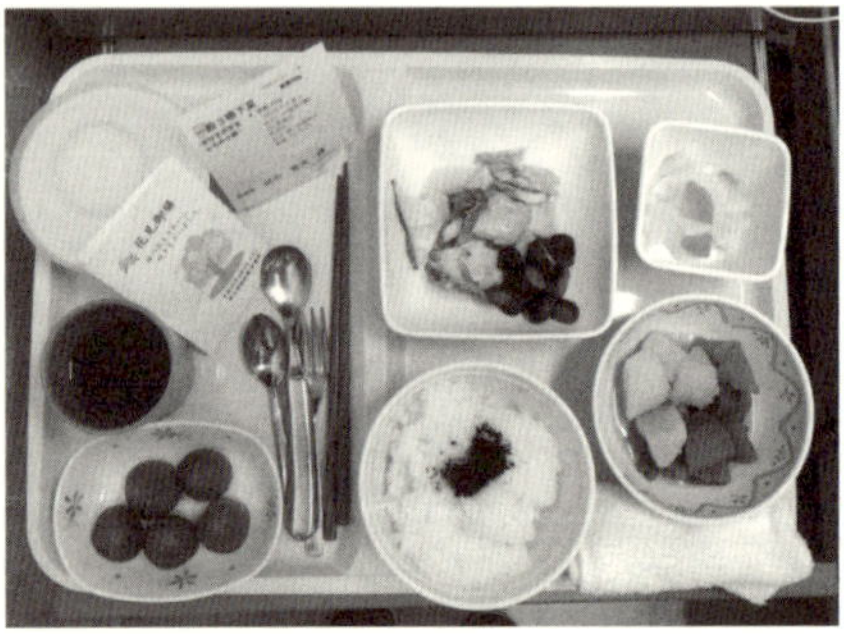

病室での俳句
入院した時は春のお彼岸で、病室からは富士山が綺麗に見え、桜も咲き始めた。

彼岸には行きたくはなし病検査
病室の富士の嶺はるか彼岸明
癒えぬとも生きるを選べ涅槃西風
難病やまだ時残る花明り

主治医の検査結果の説明

（1）筋電図検査の結果：前回（平成二十八年十月五日）と今回（平成二十九年四月三日）の比較評価で九箇所の測定を行った。前回は筋肉を支配するダメッジの判定箇所は無かったが、今回は三箇所（背中、手首、指）が筋電図プラス判定であった。その結果、診断の正式病名はＡＬＳ（筋萎縮性側索硬化症）であった。この病気は筋電図のプラスが症状の先行指標になるので、今後二ヵ月くらいで、身体（下肢、上肢）の筋肉麻痺、症状が出ると思われる。
（2）肺機能：肺活量は同年齢の平均で、一〇〇％であった。五〇％以下になると呼吸が苦しくなるので、胃ろうのＰＥＧの創設手術は難しくなる。呼吸が苦しくなると人工呼吸器が必要になる。

（３）言語聴覚士による嚥下障害、構音障害の対処方法とリハビリの指導を受け、退院後も自分で気をつけて口と舌のリハビリを実施するよう指導を受けた。

ＡＬＳの診断で最も重要な針筋電の検査方法に自信がなく、結果の所見の説明も不明確だった。針筋電図で異常が見られたので、診断結果の病名はＡＬＳ（確定）であり、二ヵ月後には身体にも症状が出てくるとの入院担当の若い主治医の説明だったが、根拠が乏しく、針筋電図検査の方法にも信頼性がなく、全く説得力が無かった。ＭＲＩの検査もしたが、その検査で特に異常は確認できず、結果の説明は無かった。

検査結果に対する患者の疑問と反論

検査結果を担当医師から説明を受けたが、納得が出来る内容ではなく、ＡＬＳでは専門医が沢山居る都立神経病院でも頼りにならないとの印象を持った。治療方法も対症療法に対しても何のアクションも無いので、五月二十六日に外来担当専門医の診察を受けた時、クレームを言った結果、主治医が都立神経病院の副院長に変更になった。

六ヵ月間も病院の神経内科に通って専門の医者に診て貰い、多額の医療費を使ったが、治療はなく、インターネットで入手できる情報以上のものは得られなかった。想定原因や疾患部位までの神経経路が特定出来ているとすれば、その疾患プロセスの説明をして欲しかった。患者にとって最も重要なのは進行性の予測である。一般的には数年から十数年の寿命といわれているが、今までの当病院の診療実績データーと私の疾患の症状から進行度の予測をして欲しかったのだが、担当医師ははっきり言わない。

この検査入院でＡＬＳ難病を確定して、県の指定難病医療費助成を申請したので、九月に認定され、申請時の六月まで遡って助成が認められた。しかしながらＡＬＳでは治療をしないため、高価な薬を飲まなければ、医療費は余りかからなかった。

言語聴覚士の退院時のアドバイス

退院に当たり最も頼りがいのあった言語聴覚士から多くのアドバイスがあったので、項目別に整理した。

●舌と口のリハビリ

・舌を動かすリハビリは毎日、数回実行すること。舌の出し入れ十回、舌を左右に振る、上顎に付ける等を実行する。但し、食事の直前にはしない。

・舌の筋肉強化のため、舌を手で数回引っ張る。舌に舌苔が付いたらブラシで除去する。

・あいうえおの発声を繰り返し実行。特に上下の唇を摘んで、強制的に「ウ」の形をつくり「ウ」の発声、次に唇をリリースして「イ」の発声をする。息が鼻から漏れて、言葉がわかりにくくなっているので、鼻を摘むと良い。
・ブローイング：口を細めて短く息を出し、次に吸う事、の繰り返しトレーニング。
・ホッペを膨らませ、そしてすぼめる訓練：口を閉じる力が弱く、空気が漏れるので指で口を塞いで実行する。

●時々深呼吸をする

・大きく吸って。出来るだけ長く、完全に吐き切る。
・両手を組んで上に伸びて深呼吸。息を止めないで腹の筋肉を動かす。

●咳払い呼吸のリハビリ

・大きく吸って、息を止めて、声帯を閉めて（声を出して）強く息を吐く。

●食事の際の注意

・噎せないように注意すること。水分が噎せるようになったら、とろみ（デキストリン六五％、キサンタンガム三〇％）をつける。
・喉頭蓋が動いて器官を塞ぐように、喉仏を動かして、ゴックンと飲み込むこと。
・軟飯、軟菜、一口大の粗みじん切りにして出来るだけ咀嚼して食べる。

●定期的な体重測定

・毎週、同じ時間、コンディションに体重を測定する。体力維持が重要なので、体重が減少したら医者に相談すること。食欲、栄養確保の高カロリー液体栄養を出してもらえる。

二〇一七年五月の生活状況

五月に入って、週に二〜三日、朝から体調不良を感じて、血圧が一一〇以下（収縮期）七〇程度（拡張期）脈拍が一〇〇（頻脈）となっていた。以前から心房細動の不整脈があることで、循環器内科（東京女子医大、虎の門病院）を受診していたが、色々な検査を行い、カテーテルアブレーションの根治治療の可能性も検討したが、自覚症状もなかったので、抗血栓薬（血液サラサラ薬）も飲まずにいた。この時になって自覚症状のある不整脈が起こっていたのだ。

五月に入り、毎週一回はスポーツジムに通って一時間のウオーキング、ストレッチ、マシーンによる筋トレを実施していたが、水泳は呼吸機能の変化で息継ぎが出来なくなって、五〇〇は無理になったので二〇〇メートルを実行していた。この頃はスポーツの後、筋肉疲労と体調の疲れを感じる時があった。階段の登り等で、呼吸の息苦しさが発生し、呼吸の深さが低下して来た。咽喉、舌の機能低下が進んでいるようで、舌の動き、力が弱くなっていたが、体重維持（六〇キロ）に注意して、時間をかけ軟飯と柔らかい副食を食べていた。軟飯はお粥とは異なり、米粒は柔らくなって水分が残っていないご飯で、箸で食べられ、口の中でまとまって飲み込み易い。所謂お粥は水分が多くスプーンで食べると私は口が閉じる事が出来ないので、口から毀れてしまい食べられないのである。

排尿の力が低下し、尿流低下、中途での途切れがあり、意識して膀胱収縮を繰り返して排尿していた。便秘気味だが、その原因がＡＬＳに依存するか不明だが、排便の力も低下してきていた。

ALSの病状の進行と生活支援

ALSの病気に罹っても、人工呼吸器を装着する以前は、その病状の進行に応じて用意されている各種の生活支援を積極的に活用して生活の質（QOL）を確保する。そのための生活支援を次に紹介する。

①経済的な支援：生計中心者が病気になった場合は障害年金、特別障害者手当、傷病手当、失業給付等の制度がある。誰でも利用できるとは限らないので、区役所に相談して、自分に該当する支援を見つける。

②移動と介護の支援：杖、歩行車、車椅子は介護保険を利用してレンタルサービスを受けられる。「障害者手帳」を取得できれば補助具として交付される。家の中の移動に必要な手すり、段差解消の在宅の住居環境整備の支援もある。食事、入浴、トイレの支援は、先ずは家族介護が行なうが、それが出来ない場合は介護保険のヘルパーを利用したり、訪問看護等を利用できる。

③コミュニケーション手段の支援：話ができなくなったら、筆談や文字盤を使ったり、パソコンや携帯電話で、テキストをキーボードで入力して、それをテキスト読み上げソフトを使って、音声に変換してコミュニケーションが出来る。自分の意志を早く簡単に伝える方法は最近のIT技術を使えば、いろいろな事が実現出来るがまだ商用化されていない物もある。保健所に相談する際「障害者手帳」があれば日常生活用具として給付を受ける事が出来る。

④食事、嚥下の支援：食物の飲み込みが悪くなったり、噎せる事が増えたりしてきたら、言語聴

覚士の嚥下機能の評価と指導を受けて、食べられる食事の形態や工夫をして嚥下できるようにする。更に進んで経口での食事が難しくなった場合は、二十日程度の期間入院して胃ろうを創設し、腹膜炎を起こさないように、直接流動食を胃に入れることになる。

⑤吸引支援：嚥下障害が出始めると、口腔内の吸引が必要になる。吸引には口腔内だけの場合と気管内までが必要になる場合がある。口腔内に唾液が溜まっていると誤って気管に飲み込んでしまう恐れがあるので、唾液が溜まっている場合に吸引する。気管内吸引は医療従事者と家族にしか認められていない。そのため家族が吸引の方法や技術を習得する必要がある。吸引器購入は「身体障害者手帳」を取得していれば日常生活用具として給付を受けられる場合がある。

私は、①の区分では県の特定難病認定医療費助成を受け、「障害者手帳」を受けて、所得税の障害者控除を貰っている。②の区分では歩行車、車椅子、室内と玄関入り口の手すりを介護保険で付けて頂いた、③の区分では自分で携帯電話を使ったテキスト音声変換ソフトを使って意見を述べている。④の区分では言語聴覚士の指導を受けて噎せない食べ方をしている。胃ろうを創設して九ヵ月経過しているが、まだ使っていない。

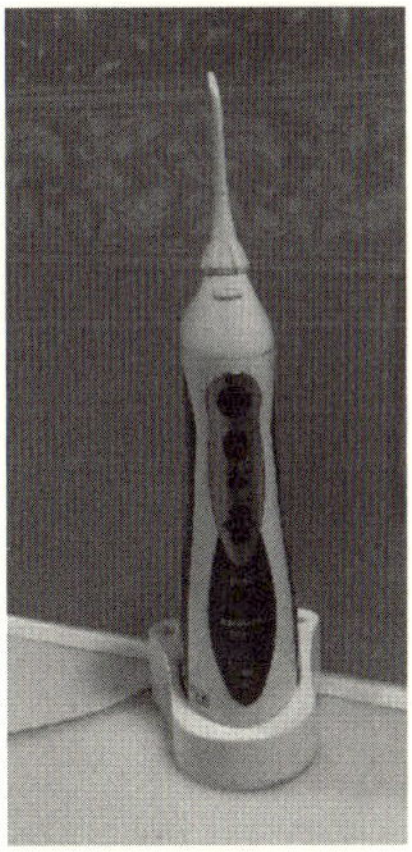
▲食後の口腔洗浄に使っているポータブル型のジェット水流洗浄器

⑤の区分の吸引を私はまだしていないが、食事をすると口の中の歯茎や舌の裏とかに細かな食べ物が残ってしまい、涎が出る原因になる。それが寝ている間に気管に入る恐れもあるので、食後は写

真に示したジェット水流の口腔洗浄器で綺麗に掃除している。

食事は生きがい…嚥下食を嫌い、自分で食事を作る

二〇一七年三月に検査入院して、言語聴覚士より嚥下指導と構音障害の対処法と喉・舌のリハビリの指導受け、誤嚥性肺炎に注意するように、食事の指導を受けた。その後、家内と一緒に給食担当の管理士から食事指導を受けて、色々な流動食の作り方、水やスープ類はとろみを付けるよう指導を受けた。それまでは普通の食事をしていたので、流動食を食べる気はしなかったが、誤嚥すると大変な事になると言われて、家内は病院の指導をしっかり受け止めて、レトルト食品の流動食、お粥等を多数、注文して買った。

しかし、流動食は見た目に材料が何か分からず食べる喜びはないし、美味しくないので、私は一切、口にしなかった。食事は経口で食べられるし、美味しいものを食べたい気持ちが強かった。

私は海釣りを趣味としていたので、料理を作るのが好きで、各種魚料理、自家製のアンチョビを使ったパスタ、ビーフシチュウ、各種カレー、キッシュ、丸鶏のロースト、特製焼き豚、蕪蒸し、漬物、等を我が家に招待した来客にご馳走していた。

自分で料理が作れるので、喉・舌の障害があっても、自分で食べ易いものが分かるので、家内の料理が合わない時は自分で買い物をし料理して食べていた。どのような食事が食べられるかを自分ではよく分かっているものの、それを妻に理解してもらうのは面倒なので、検査入院から一

年間は自分で作って食べていた。車椅子生活になってからは危ないので、流石に台所では料理を作れなくなった。時々気に入った冷凍食品を買って来て食べている。

二〇一七年八月にＰＥＧで胃ろうを創設してから十ヵ月後の今でも自分で、口から食事をする事が出来ている。水の替わりにとろみのあるトマトジュースを毎食飲んでいる。しかし、ビール、ワイン、炭酸飲料等は喉への刺激が強く噎せるので、過去の美味しさを思い出して、飲もうとしても全く飲めない。

俳句

声失せて風鈴の音の澄み渡る
延命の軟飯頼り冷奴
難病の治験の記事や遠花火
息切れの闘病の日日蝉時雨

二〇一七年六月三日、都立神経病院の変更後の新しい主治医の診察

●前回診察の五月二十日以降の状況、医師への報告

（1）食事は軟飯を中心に一日二二〇〇キロカロリーのエネルギーを取り、体重を維持しているが、スポーツや作業をした後、疲労を感ずる時がある。

（2）五月二十六日に外来担当医師の診察を受けた。元気なうちに胃ろう、経口栄養摂取の手術を勧められた。そのタイミングを判断したいと思っている。

（3）神奈川県ＡＬＳ協会に連絡を取り、（社）日本ＡＬＳ協会に患者としての加入手続きをした。

（4）神奈川県指定難病医療費助成制度の新規申請をすることとし、川崎市麻生区役所地域ケア推進担当に相談した。臨床調査個人票が書けたら申請できるので、五月二十六日に都立神経病院の文書課に個人票記入用紙を渡し、記入をお願いした。

（5）前回お願いしたＪＡＣＡＬＳ（神経性疾患に関する調査班及び厚生労働省精神・神経疾患研究委託費による研究班関連施設）への患者としての協力提案に対しては、まだ何も連絡が来ていない。余り歓迎されていない印象を持った。

主治医への相談とお願い（新しい先生へ）

（1）病気の進行状況を把握し、対処療法をしっかり取って行きたいと思っている。そのために

進行の状況が分かるような指標、検査データーが出ると良いので、とりあえず肺機能の定期的測定をお願いしたいと思っている。
（２）自分では進行を遅らせる努力を継続する。体重の維持、言語聴覚士の指導に従い口と舌のリハビリ、深呼吸、適度な運動、ビタミン、栄養確保等を行っている。
（３）地域の医療、看護＆介護機関、地域包括支援センターと連絡を取り、都立神経病院との連携が出来るようにするつもりだ。

七月四日、主治医の診察・主治医への経過報告

現在の状況で、胃ろう手術の必要性は理解した。近くの病院を数箇所訪ねて、胃ろう手術をお願いしたが、引き受けて頂けなかった。要介護者の高齢者の胃ろう手術をした経験はあるが、ＡＬＳの元気な患者の手術経験は無いとのこと。引き受けてくれる病院が見つからないので、都立神経病院で呼吸機能の検査をして、手術をお願いしたいと考えている。

身体へのＡＬＳの症状は殆ど出ていない。運動をすると息切れがするようになったが、時速六キロメータのランニングを三十分、夏のゴルフのプレイもしている。食事は軟飯を中心に普通の食事で、必要なカロリーを取るようにして、体重は維持している。

六月五日に神奈川県指定難病医療費助成制度の新規申請をした。

地域のたま日吉台病院で、主治医としての機能、胃ろう装置の定期交換を引き受けて頂き、そ

の系列の訪問看護センターが近くにある。要介護認定が取れるようになったら、地域包括支援センターと連絡を取り、ケアマネの紹介、近くの社会福祉法人の小規模多機能居宅介護のお世話になるつもりである。ある程度の準備期間は必要だが、在宅療養が出来る環境は作れると思っている。

（社）日本ALS協会に患者として加入

ALSに関する情報が不足しており不安なので、自分の疾患がどうなるかを先例を通して知りたいと主治医に訴えたら、患者の会の「日本ALS協会」にアクセスすることを勧められ、（社）日本ALS協会に患者としての加入手続きをした。六月十九日（月）に、神奈川県支部の年次総会に出席して、ALS協会の活動内容を理解した。今後も会合には積極的に参加し、元気なうちは支援の役割もしたいと思っている。

神奈川県支部の年次総会でALS患者の在宅呼吸ケア、人工呼吸療法（在宅TPPV、NPPV）とその呼吸のコントロール方法、ALS患者の呼吸不全の原因とリハビリ方法について事例を参考にした呼吸器科医師の講演を聞いて、大変参考になった。人工呼吸器は患者の状況で色々な調整が必要なので、呼吸器科の医師の往診が出来ないと安心できないと思った。

（社）日本ＡＬＳ協会の「新しいＡＬＳ観」

フランスの神経学者シャルコーの提唱により一八六九年以来、「呼吸筋麻痺＝ＡＬＳのターミナル（終末）」と捉えられていた。しかしながら最近は、①呼吸筋麻痺には人口呼吸器、②嚥下筋麻痺には胃ろう創設、③運動系麻痺には車椅子や介助者のサポート、④話す機能の障害にはＡＩ技術の活用で、「呼吸筋麻痺」＝「死」ではないという「新しいＡＬＳ観」が生まれた。

呼吸補助器を付ける患者が生活していけるよう必要な療養環境を整備する事が、医療の役割であると日本ＡＬＳ協会は主張し「新しいＡＬＳ観」を広く一般の方に知ってもらう活動に取り組んでいる。呼吸筋麻痺により呼吸が出来なくなっても人工呼吸器を装着すれば、生き続けられる方法があることで、ＡＬＳに罹っても絶望に追いやられる事が無くなり、人生の終りではなくなる。現にそうして十年以上、希望を持って生き続けている人も少なくない。しかしながらその条件には介護をする家族だけでなく、親身になって世話をしてくれる数人のヘルパー、介護施設、主治医、訪問看護センターの協力、それに公的な経済的支援等が全部揃わないと不可能である。比較的若い世代でＡＬＳを発症し、生きる目的と社会的役割が明確で強い意志で生きることを持ち続けている五十歳代までは人工呼吸器の装着を選択すると思われるが、七十歳以上で年金生活をしている身では、その状況を目前にしてみないと決断は出来ないと思っている。

人工呼吸法の説明

①ＴＰＰＶは、継続的に呼吸を補助する人工呼吸療法の一つで気管切開下の陽圧換気人工呼吸療法と言われている。頸部の前面を切開し、気管に直接チューブを挿入し留置することで呼吸の補助を行うものである。患者の負担が大きく、発声が困難になるほか、痰の吸引や、気管チューブ、気管切開部の衛生管理が必要となる。しかし、換気の効率が良く、重度の呼吸障害にも対応できる。

②ＮＰＰＶは、非侵襲的陽圧人工呼吸療法で、気管挿管をせずマスク装着で呼吸を補助するため、使用は簡便であるが、患者は不快を感じることが多く、患者の協力が得られるように看護師がケアすることが必要。呼吸苦を訴える患者に対して、速やかにＮＰＰＶを装着し呼吸状態や循環動態を安定させる暫定的な人工呼吸療法として選択される。

六月三日（土）に主治医の面談診査を受け診断書を書いて頂き、神奈川県特定医療費（指定難病）助成の申請をした。

第四章　二〇一七年八月、胃ろう創設

胃ろう創設、ＰＥＧ手術の実施

都立神経病院の主治医から肺の機能、呼吸機能が五〇％以下になると内視鏡によるＰＥＧの胃ろう創設手術が出来なくなるので、急ぐように強く言われ、いくつかの病院を訪ねて相談した結果、昭和大学藤が丘病院が引き受けてくれた。八月二十一日（月）に入院してその翌日、内視鏡による胃ろうの創設手術（ＰＥＧ方式＝経皮、内視鏡による造設術）、バンバー方式ボタンタイプを実施した。六ヵ月が経過したが、幸いなことに、まだ経口での食事が出来ているので、胃ろうは使ったことはない。

病室での俳句

胃ろう手術断食明けの一夜酒
目を瞑るＭＲＩの花野かな
看護師の点す灯淡き夜長かな
つくつくし巡回医師の仏顔

病室の特別療養環境

私は五日間、ある総合病院の九階にある差額ベッド料のかかる特別療養環境室（四人部屋）に入院した。入院手続き時点では特別療養環境室の詳細については説明がなかった。他の病院では差額ベッド料のかからない四人部屋だが、この病院は一日、五千四百円もの差額料金を取るので、すばらしい療養環境が提供されるものと理解していた。あとで、差額ベッド室の設備一覧の掲示を見たが、その内容は電動ベッド、冷蔵庫（カード式有料）、テレビ（カード式有料）と書かれており、他の病院では差額料金の掛からないで当然備わっていなければならない設備であった。この病院では基本的な療養環境の理解が全く出来ていない。

患者の求める療養環境は、電動ベッドは当然だが、冷蔵庫、テレビ、ロッカー、応接セット等の備品によって実現するのではなく、患者が治療に専念出来るための必要な安全性と安楽性の環境である。それを列挙すると、①ストレスを受けない精神的な環境、②明るさと騒音の管理された睡眠環境、③それぞれの患者に適した食事と栄養管理、④面会と日常を過ごせるデールームの整備等である。名前だけでなく、本当の特別療養環境が整備されている病室なら、差額ベッド料は喜んで払える。

病室の基本的な睡眠環境としての明るさと騒音、消灯時間と起床時間の管理が不可欠であり、看護師にもその環境を実現しようとする役割意識は求められる。

しかし、病室のブラインドは遮光性能が悪く、しかも窓際の患者が個人的にブラインドを開けて、同室の他の患者の睡眠環境を妨害しても、看護師はそれを注意しない。四人部屋の照明は中央に二灯あるが、二十二時の消灯時間になっても患者がその電気を消せない。患者によっては消灯時間前に眠る人も居るので、それぞれのベッドの上の天井照明は患者が消灯管理できるようにすべきで、他の病院ではそうなっている。

消灯時間後も廊下の蛍光灯が明る過ぎて、部屋が暗く出来ない。しかも看護師が動き回って、仕事をしているのだが、消灯時間後は騒音を出さないようにとの配慮がみられなかった。

食事の管理については非常に重要であり、特に消化器内科では、治療効果に直接関係すると思われるが、調理担当者が患者に面談し、聞き取りをする事は無かった。私は進行性球麻痺であり、胃ろう創設手術で入院したので、食べられる食事に制約がある。最初は看護師にその制約を詳しく説明したら、軟飯一六〇グラムに完全に流動化した惣菜が出された。私は流動食ではないとクレームを言うと普通の惣菜に変更してくれたが、料理の内容には色々と問題があった。胃の疾患者に対する食事の常識が守られていない。私は噛む力が無いので、生野菜は細かくし、硬い肉を避け、柔らかな魚にしてくれるように頼んだが、軟飯を指定したにも拘らず、パン食が二回出てきた。球麻痺の患者にはパンは喉を詰まらせる恐れがあるので、ＡＬＳ専門病院ではパンの提供を禁止している。

三度の食事では十分な水分を摂取できないので、特に夏は熱中症予防のため水の補充が不可欠だが、そのケアと指導が行われていない。水やお茶のサービスは無く、自動販売機の設置も無かった。環境整備で大切な室温と湿度の管理はできてなく、エアコンの騒音もあった。患者が室温を調整することは出来ない。

この病院の医師や診療内容自体は素晴らしいものだった。しかし、私が利用した病棟は当時たまたま改修計画が進行しており、決して満足できるものではなかったが、現在は改善されたと聞いている。患者にとっては眠れない、気持ちが落ち着かない病室では体調が悪くなるので、入院の際は事前に確認することを勧める。

十月十七日の都立神経病院の主治医の診察

●前回の七月八日（土）診察以降の状況報告

昭和大学藤が丘病院、神経内科宛の紹介状を頂いたので、七月十日（月）に神経内科、外来担当医師の診察を受けた。「当病院の神経内科は医師が不足していて、紹介状の要請には応えられない」との事で、都立神経病院の紹介者に報告書を書いて頂いた。

主治医から胃ろう創設手術を急ぐように言われたので、七月十二日（水）に昭和大学藤が丘病院の総合相談センターに行き、胃ろう創設手術が八月中旬に可能との事を確認した。担当窓口は消化器内科の外来担当医師との事だったので、主治に担当医師宛の胃ろう創設の必要性を説明した紹介状を書いて貰った。

その紹介状を持って七月十八日に藤が丘病院消化器内科の外来を受診し、診断を受け、七月二十九日に腹部CT検査、八月一日に腹部の内視鏡検査を受け、八月八日に担当医師に面談し、胃ろう創設手術が可能との診断を頂き、八月二十一日に入院し、翌日二十二日に内視鏡によるPEG、胃ろう創設手術を実施した。八月二十五日の金曜日に無事退院した。翌週の二十九日に外来診察で抜糸をしてもらい、胃ろう創設が終了した。同時に六ヵ月後の二〇一八年二月二十日にストッパーの交換をする予約をした。

九月の初めから下肢に自覚症状が出てきた。飛び跳ねることが出来なくなったり、踏ん張りがきかなくなったり、急に階段を下りる為に足を踏み出すと「ガクン」とする事がある。歩くのにふらつく事があり、駆け足を控えるようにした。上肢、両手、腕には全く異常は無い。

食事は軟飯を二〇〇グラムに、必要な栄養とカロリーが摂取できる副食を採り、六〇キログラムの体重を維持している。食物を飲み込む時に喉に引っかかり、噎せる事が多くなったので注意している。気管に水や食べ物が入り、酷く噎せる事は殆どない。口が大きく開けられないので噛む力が弱くなった。

呼吸の変化、息苦しさは進行していない。駅の階段はまだ普通の呼吸で上り下り出来る。口を閉じる事が出来ないため、喉が渇くので、睡眠中はマスクをしている。出来るだけ運動は継続しており、毎朝のラジオ体操、散歩、日常の作業、ハイキング等、無理のない範囲での運動を注意してやっている。車の運転は今までと変わりなく出来るので、外出時等に運転している。九月末まではフィットネスクラブに通い定期的な筋肉強化運動をして、毎朝のラジオ体操、毎月二回程度ゴルフをしていたが、十一月末にはフィットネスで走る事は出来なくなり早歩きが精一杯だった。筋肉強化マシーンを使えなくなって、ゴルフのクラブも振れなくなった。片足立ちが不安定になり、間もなく庭仕事が出来なくなると考え、梯子に登る危険を犯し、百日紅の枝下ろし、生垣の思い切った枝詰め、その他の庭作業をやり遂げた。

これまでは杖を使って一人でバスや電車で外出が出来たので、俳句会、ハイキング会、同期会に積極的に参加し、時々は東急ハーベストクラブの温泉に行き、一人で大浴場にも入れた。

九月二十四日に神奈川県指定難病医療費助成制度の新規申請の認可が届いた。ALS患者でこの助成を受けている神奈川県の人員は約六百名で、特定医療費助成の受給者証には一ヵ月の診療費の自己負担は一万円となっていた。同時に助成制度の更新申請をするように連絡が来た。更新の結果、翌年一月からは自己負担限度金額が二万円となった。

主治医への相談とお願い

病状の進行性の判断、今後の症状の進行と対処方法をご教示ください。進行性球麻痺の症状から身体への症状発生に至る過程を予測し、それに対する対処方法を理解したい。下肢の症状は発生し始めたので、今後の症状の進行はどうなるのだろうか？　経口で食事が出来なくなった時の対応、呼吸機能が低下した時の対応、下肢の症状に対しての対応策等をご教示いただきたい。

前述のように、私は胃ろう創設をしたが、まだ一度も利用していない。使い方に関しては注入する栄養剤や薬が病気との関連があるので、昭和大学藤が丘病院の消化器内科では出来ない。都立神経病院の神経内科で指導して頂くように言われた。胃ろう創設の体の穴の部分とカテーテルの部分の接着が不十分で、まだ出血をしている。これで正常なのだろうか？

主治医から自宅の近くに「かかりつけ医」を持つように強く言われているが、どのような症状が出たら近くの医師に診てもらうべきなのか？　近くにある病院をいくつか訪ねたが、最近は高齢者の認知症と脳梗塞等の診察が多忙で、ＡＬＳの患者を診断して頂ける神経内科の医師は見つかっていません。現在、私は治療も投薬もしていないが、最近ｉＰＳ細胞の研究が進み、ＡＬＳ難病の治験の新聞報道を拝見した。私のケースでは何か役に立つ対応は考えられないだろうか？

残念ながら下肢に症状が出てきた

十一月に入り、いよいよ下肢に症状が出てきたので、都立神経病院から症状を遅らせる効果が期待できると言う薬「リルテック」を出してもらい、飲み始めたが、胃腸の調子が悪くなる副作用が出てきた。食後リルテックを飲み、四時間が経っても胃液が口に戻る時があった。十二月十四日に都立神経病院の主治医の面談診察を受け、その時に胃腸の変調を訴えて、新しい胃腸薬（ナウゼリンＯＤ錠、ファモチジンＤ錠）を出して頂いた。腎臓機能が成人の二〇％まで悪化しているので、慢性腎炎の人には使えない薬も多く、油断していると人工透析になる恐れがあった。

第五章　二〇一七年十一月、薬の選択

十月十七日診察以降の状況報告

九月から下肢（脚部）に自覚症状が出てきた。十月に入り、下肢の症状が常態化してきた。ラジオ体操の時に、飛び跳ねることが出来なくなり、片足での支えが弱くなった。踏ん張りがきかなくなったり、急に階段を下りると足が「ガクン」としたりする。歩くのに足が上がらないようで、つまずく事が多くなり、駆け足を控えている。しかし上肢（腕や手）には異常はない。

胃ろう創設部分の傷、血液漏れは頂いた軟膏薬を塗って一週間足らずで直り、今は薬もガーゼも使っていない。筋肉が落ちないよう、出来るだけ運動は継続しており、毎朝のラジオ体操、散歩、日常の作業、ハイキング等、無理がないように注意してやっている。一時間以上、歩いた時は少し、殿筋、足の痛みを感じる時がある。車の運転を今までと変わりなくやっている。

食事は今までと余り変化は無く、毎食、軟飯二〇〇グラムを基本に、副食は蛋白質、カロリーのあるもの、柔らかいものを食べている。柔らかいパン、麺類、パスタも時々食べている。まだ噛む力はあるので、誤嚥に気をつけて、体重を維持するための食事をしている。水を飲む時は、とろみはつけていないが、噎せないように注意して飲んでいる。舌を掴んで引っ張る舌のリハビリは毎日継続して続けている。

指定難病医療費助成制度で、毎月一万円が自己負担の限度の助成を受けているが、年度代わりで、来年度の更新手続きが必要とのことで、その更新手続きをした。

主治医への相談とお願い（薬の服用について）

進行性球麻痺の症状から下肢への症状が発生してきたので、その対処方法として、進行を遅らせるために薬を飲みたいと思っています。前回ご紹介頂いた薬の中では、実績のある副作用の少ないリルテック（飲み薬）を希望しています。

自宅の近くにかかりつけ医を持つように言われており、風邪や胃の症状が出ている時に、近くの「たま日吉台病院」の内科に行くつもりです。診断して頂ける神経内科の医師は一年前に一度診て頂いた登戸の脳神経クリニック（加茂力院長）を考えており、今後とも、先生に主治医としての定期的診察の継続をお願いしたいと思っている（十二月十九日（火）の診察予約は変更なし）。十二月十九日（火）に診察を受けた。先生は診察予約はそのままにしてください。

主治医は診察の最後に、手足、腕の力を測定し、ハンマーで膝と肘の腱反応を確認し、目の動き、爪先立ち、片足立ちの安定度、手の指の動き、喉の目視検査をした。特に検査結果に対してのコメントは無かった。

俳句
転生の夢に縋るや虫の闇
宙に揺るる一葉の紅葉蜘蛛の糸
ひとの手に触れたき日暮れこぼれ萩

十一月二十一日、登戸の脳神経クリニック（加茂院長）の診察

都立神経病院の主治医からは、進行が進むと都立神経病院には通えなくなるので、近くに神経内科を探して、かかりつけ医を持つことを勧められている。横浜総合病院、昭和大学藤が丘病院、新百合ヶ丘総合病院の神経内科を訪問し受診したが、何れも高齢者の脳神経、脳梗塞、認知症患者が多く医師が不足しており、ＡＬＳの患者を診る事は出来ないと断られた。

本日の再受診の目的の説明（久し振りの再診）

最初に正しい診断をして頂いた登戸の脳神経クリニックの院長に、今までの経過を説明し、「かかりつけ医」になって頂く為に久し振りに再受診した旨を伝えた。
（1）ＡＬＳの治療に関しては都立神経病院でも、積極的なアドバイスは殆ど無く、近くの病院

に替えた方が良いと言われている。今後、病状の進行が進むことが予想され、肺の機能低下、呼吸障害、嚥下障害が進行した時、主治医としてはどのように診察、対応頂けるかを確認したい。

（2）現在、主治医は都立神経病院、脳神経内科の先生にお願いしているが、薬を出してもらうだけであれば、近くのこの病院に替えた方が良いと考えている。

（3）九月までは球麻痺以外、身体に発生している症状は無く、自立した生活が出来ていたが、その後、下肢に症状が出て来たので、十一月からリルテックの薬を飲んでいる。まだ飲み始めたばかりで、副作用は意識していない。他の薬、フィコンパ、ラジカット等の効果は期待できるだろうか？

（4）人工呼吸器の装着はこの脳神経内科で出来るか？　呼吸器科のある病院に相談するべきか？

神経内科の主治医を変えるために川崎市登戸の脳神経クリニックの医師の診察を受けて、都立神経病院と平行して受診を継続した。

ラジカットの点滴治療は当病院で可能であるが腎臓機能の低下、炎症があるため、私には使えないとのこと。登戸のクリニックでは緊急時の入院は出来ないので、大学病院が利用できるようにして置く方が良いとの医師の判断で、川崎市宮前区の聖マリアンナ医科大学病院の神経内科宛の紹介状を書くので、なるべく早く受診するように言われた。

ＡＬＳの薬

主治医からは県の指定難病医療費助成が使えるので、薬価の高いＡＬＳの薬の提案があった。リルテック、フィコンパ、ラジカットの三種類が有るとの話だった。

リルテックは、筋力が低下するＡＬＳの症状の進行を抑制する効果が認められているが、症状を軽減する働きはない。副作用としては、めまい、便秘、下痢、胃腸の不調、発疹などが報告されている。肝臓、腎臓に疾患を持つ患者は事前に医師の指示に従う必要がある。薬価は一錠千四百円で、私のケースでは五〇ミリグラムの錠剤を朝夕二回飲んだので、一ヵ月で八万四千円、三割負担で二万五千円余りになる高価な薬だ。

ラジカットは、通常入院して、点滴で行なう薬で、ＡＬＳに対しては機能障害の進行抑制効果が期待できる。血流が悪くなって増加したフリーラジカル（活性酵素）を減らして脳の神経を保護し、機能障害を改善する薬で、脳梗塞の急性期にも使われる。

筋萎縮性側索硬化症（ＡＬＳ）の患者には通常、一日一回の点滴静注バッグ三〇ミリグラムを六十分かけて点滴で静脈内に注射する。本剤注射期と休薬期を組み合わせた二十八日間を一クールとし、これを繰り返す。第一クールは十四日間連日注射する注射期の後、十四日間休薬し、第二クール以降は十四日間のうち十日間注射する注射期の後十四日間休薬します。症状を見ながら長期間使うことがある。主な副作用としては肝臓機能障害、腎臓機能障害、尿の減少、浮腫み等がある。薬価は三〇ミリグラム一錠が四千五百円余りで高価で、入院費用も掛かるので、指定難病治療の医療費助成がないと使えない薬だ。

フィコンパは、抗テンカン剤として使われているがALSの進行を抑制する効果が期待されて、まだ臨床試験、治験試験が継続されている。肝機能、腎臓機能障害を持つ患者に対しては副作用があるので、慎重な対応が必要である。使用法は一日一回、二ミリグラムの就寝前経口投与より開始し、その後一週間以上の間隔をあけて、二ミリグラムずつ漸増する。本剤の代謝を促進する薬を併用しない場合の維持用量は一日一回八ミリグラムとする。症状により一週間以上の間隔をあけて、二ミリグラムずつ適宜増減するが、一日最高一二ミリグラムまでである。

三種類の薬を紹介されたが、私は慢性腎臓炎を持っているので、リルテックだけが使える薬だったので、効果はあるか否かは分からなかったが、リルテックを飲んでみることにした。リルテックの効用は高々三ヵ月の進行抑制効果しかなく、日本での治験テストではプラセボとの差は確認できていないで、薬価がかなり高いが、専門医が患者に勧めている。リルテック以外の薬の使い方は抗癌剤と同じく入院が必要で、かなり患者負担が増える。

二〇一七年十二月十四日、都立神経病院　主治医の診察

●前回、十一月七日診察以降の状況報告

飲み薬、リルテック錠（五〇ミリグラム）を頂いたので飲んでいるが、特に副作用を意識していない。食事後四時間を経過しても、十分消化していない為か、胃液が口に戻ることがあるので、

十一月十四日に、たま日吉台病院行って診察をして頂いた。モサプリドクエン酸塩錠（五ミリグラム）を頂き、飲んでいるが、余り改善はしていない。胃液が戻り気管に入って誤嚥性肺炎になる事を恐れている。

十一月二十一日に登戸の脳神経クリニックに行き、加茂院長に面接診断して頂き、来年一月二十九日からの診察と必要な薬の供給を快諾して頂いた。

下肢の症状が進行している自覚あり、歩くのが不安定になり、転倒もしたので、外出時は杖を使っている。腰を落とすと直ぐには立ち上がれなくなり、頻尿で夜のトイレには苦労している。筋肉が落ちないよう、出来るだけ運動は継続して居るが、ラジオ体操では跳ぶこと、駆け足が出来なくなった。三十分以上、歩いた時は少し、殿筋、足の痛みを感じ、夜中に足が攣る時がある。

食事は今までと殆ど変えず、毎食、軟飯二〇〇グラムを食べて、副食は、蛋白質のあるもの、柔らかいものを食べている。噎せないようにとろみのあるトマトジュースで水分補給をしている。時々食べ物が喉に引っかかり、吐き出せなくなっているので、酷くむせるようになった。

主治医への相談とお願い（身体障害者手帳の件）

リルテックの副作用か否か分からないが、食後数時間が経過しても、胃液、食物の逆流をすることがある。それを抑止する方法を教えてください。

介護保険サービスを受ける為の主治医診断書の作成依頼が麻生区役所からすでに届いていると

思っている。介護保険サービスの認定には時間がかかり、十二月末頃になると言われている。先日、手紙で「身体障害者手帳」の申請に必要な主治医の診断書の用紙を送付したが、書いて頂けたでしょうか？

症状が進み、歩行が出来なくなる時期が間もなくと思われる。食べ物の飲み込みが難しくなり、嚥下検査をして、必要なら嚥下食に切り替える必要があると思っている。なるべく早く聖マリアンナ医科大学病院を受診したいと思っている。

ご指示に従って、今後は近くの病院に替えますが、今後とも必要な場合には都立神経病院に受け入れて頂けるようにお願いしたい。

患者と介護者との関係

介護施設では被介護者が自分でやろうとしている事をもどかしくて見ていられないとか、時間の制約が有るといって、無理に急がせたり、手伝ったりはしないルールがある。代わりにやってあげると、次第に自分では出来なくなってしまうので、自立をサポートする原則には違反する。被介護者は自分で出来る事は自分でしたいと思っており、それが出来る喜びを感じている。そのままにしておくと取り返しのつかない事になるとか、危険が予測される場合には、それを予防する意味で介助する事が許されている。

在宅介護では全てを介護者が行なう事になると、大変な仕事になるので、出来るだけ被介護者が好む事は自分で出来るように環境を整える事が大切ある。室内を車椅子がスムーズに通れるように邪魔なものは片付け、通り道には物を置かない。車椅子になると移動が遅くなり、手の届く範囲が狭くなるので、必要なものは車椅子でも手の届く範囲に置く事が大切である。たとえば着替えを自分でする場合には置き場所を見直し、容易に着替えが取り出せるようにし、入浴は風呂場では介助しなくても、自分で身体を洗える様にする事、その条件としては、両肘掛けある浴室用の椅子を用意して、長めのナイロンタオルで背中が洗えるようにして、石鹸、シャンプー等は座っていても手の届くところに置く事が必要がある。

五十年以上連れ添った夫婦でも、介護者の心得をしっかり学んでいないと、被介護者の意図に反して介助し、患者のストレスを増やすことになり、揉め事が絶えない事になる。

私の場合は、言葉で話す事が出来ない。ジェスチャーでは通じない場合は、その都度、筆談になるが、両者にとって、それが面倒で時間が掛かることになる。介護者としての妻には次第に慣れて、私が何を要求しているのかを理解してくれるようになって欲しいが、五十年連れ添ってきた妻でもそれはなかなか出来ない。介護者が理解できない時は話せる介護者が工夫して、被介護者の私がイエス、ノーのサインで返事が出来るよう、可能性が高いことを繰り返し質問して欲しいが、まだそれが実行できない。

出来ない事は介護者にやって貰いたいが、私は言葉が話せないので、その意志を伝えるのに苦労して、筆談になると時間が掛かってしまい、時には揉め事になる。特に転倒して一人では起き上がれない場合に介護者に助けてもらう事になるが、筆談は出来ないし、介護者だけの力では持ち上げられないので、どうやったら立ち上がらせられるかを事前に相談して、やり方を決めておく必要がある。繰り返し毎日やっている身の回りの事は、両者で事前に話し合って、被介護者が自分でやることをはっきり決めておくと良い。

俳句

闘病の日日を支える鶴来る

出来し事の叶はぬ日日や冬に入る

手足動く安堵の寝覚め朝時雨

第六章　二〇一八年、発病から三年目へ

今年の目標はＱＯＬ（生活の質）の追求

新年の初めに当たり今年の目標を設定した。①病気の進行と向かい合って、最適な生活を整備する。②身辺整理、終活の推進、③自分の人生の記録を残す、特に闘病記録、④死後の家族の生活を想定して、必要なことを決める。

肺の呼吸機能（肺活量）検査と誤嚥機能検査を踏まえ、聖マリアンナ医科大学病院の神経内科の医長に一月五日に診察を受けた。球（延髄）麻痺はあるが、息苦しさも無く、特に問題は無いので食事を含め、今までどおりの生活を継続して良いとの判定をもらった。緊急時に救急車で聖マリアンナ病院に運ばれる事を想定し、その時の為のカルテを備える目的は達成出来た。

私のＡＬＳ発症状況のまとめ

私は喉・口・舌の麻痺から発症し、構音障害で話す事が出来なくなったが、普通の食事を口から食べることができた。発症から一年十ヵ月の期間は手足・身体には何の症状も出なかったので、自動車の運転をして、温泉旅行、ゴルフ、釣りに行った。杖を使っていたが、公共の交通手段、

バス、電車を使って、ハイキング、音楽会、俳句の会等に一人で参加し、普通の生活を続けていた。進行性球麻痺と診断されたが、喉・口・舌の麻痺の状況はこの間、殆ど変化は無く、進行性の名前に疑問を持った。この時のQOLは良く満足していた。

しかしながら、二〇一七年十月からはフィットネスクラブで走る事が出来なくなり、筋肉強化のマシーンの負荷が極端に減ってきた。立っているのが不安定になり、趣味のゴルフも海釣りも出来なくなった。

一般にALSの症状は人によりその発現に差があるので、ネット情報や一般論ではなく、事例に学ぶ方が分かり易い。そこで、私の手足に症状が出始めてからの六ヵ月間の症状の発生状況を詳しく説明する。

最初の身体症状は右足に出てきた。①ラジオ体操の飛び跳ねるジャンプができない。②時速六キロメートル以上のランニングが出来なくなった。③右足で片足立ちが不安定になった。④右足が十分な高さに上がらず、躓くことが多くなった。⑤階段を登る時に右足の踏ん張る力が落ちた。症状が出て無い点は、①脱力症状はなく、筋肉の硬直、手足の痙攣、振戦（震えの一種）も発生してはいない。②手足の痛みは無い。③膝や肘の反射は普通で特に異常が無い。④箸、スプーンの操作は異常なく出来る。

下肢に症状が出始めてから五ヵ月経過し、二〇一八年二月から歩行車を使っての歩行で、左右のバランスが不安定になり、千五百歩程度が歩ける限度であった。その後右足の症状が進み、更に左足も弱くなり歩行は難しくなったので、四月からは車椅子の生活になった。しかしながらその後も両手には殆ど症状は出ていない。

一月十三日の出来事

ベランダで不用意に椅子に乗ってバランスを崩して転倒した。しばらく意識不明になり背中の肋骨を骨折して、整形外科でシップ薬を貰って貼った。肋骨の痛みの為か、体調が悪くなり、血圧を測ったが、脈拍九〇以上（不整脈の発生）、微熱（三七・五度）があった。今後注意して慎重な行動を心掛けることを肝に銘じることを妻から強く言われた。

昨年末に川崎市に介護保険の認定を申請し、要介護2に認定されたので、居宅介護支援事業所のケアマネと一月二十日に介護支援契約を締結し、在宅介護の色々なアドバイスをもらった。一月三十日から、たま日吉台病院のリハビリ（マッサージと歩行訓練）を毎週火曜日の午前十時半から四十分間受けることになった。

移動手段としての自家用車の運転

私は自動車運転免許を一九六二年に取得し五十六年間、交通違反で何回か罰金は払ったが、無事故運転で任意保険の世話になった事がない。ALSになっても私の場合は手足の症状が暫く出なかったので、問題なく運転は出来た。都立神経病院、その他の病院には自分で車を運転して一人で通っていた。運転が出来る事が生きがいにもなっていた。二〇一八年七月が免許証の更新になっており、四月から更新の準備がスタートして、自動車教習所でのテストが始まった。二〇一七年十月から下肢に症状が出てきて、特に右足の動きが悪くなって来たので、右足でアクセルを踏んでいて、急に右足でブレーキを踏む事が必要になった時、その動作が遅れる。身体障害者になっても車を運転している人は多く、場合によっては特別仕様で、障害のある部分を補足する改造をすることで安全に運転できるように出来るが、家族には運転しないように言われているので、免許証を返上する決意をした。障害者の移動手段として自家用車は大事な手段であり、電動車椅子を使うことも考えたが、ALS患者の身では症状が進行するので、手の動作にも症状が出る事が予想されるのであきらめた。最後の運転は二〇一八年三月二十六日に伊豆高原まで安全に運転し納得して、それを最後として運転を止めた。普通は車から降りて用事をする事になるので、二〇一八年二月までは車から降りて杖を使ったり、歩行車で歩けたので、一人でスーパーマーケットに車で行けた。今は自分では運転しないで、家内の運転で病院通いをしている。

平成三十年二月八日　都立神経病院　主治医の診察

●十二月十四日診察以降の状況報告

飲み薬、リルテック錠（五〇ミリグラム）と胃腸薬、ナウゼリンOD錠、ファモチジンD錠を頂いたので、その薬を飲み続けたが、年が明けても胃腸の調子が改善されず、便通が異常になり、軟便や時には便秘になり、直腸に滞留している便が排出できないで、便意が継続する苦痛が続いた。便秘薬（座薬と炭酸カルシュウム剤）も試してみたが改善できず、薬の副作用と判断して、一月二十三日からリルテックを含めて、全ての薬をストップした。リルテックは飲み続ける方が良いのだろうか？

昨年十二月二十二日に、登戸脳神経クリニックの加茂先生からご紹介頂いた聖マリアンナ医科大学病院の神経内科、主任医長に紹介状を持参して診察を受けた。その後、昨年十二月二十六日に嚥下機能検査、今年一月五日に呼吸機能検査をした。嚥下機能は自分で工夫しながら、経口で食事を続けても特に心配は無い。呼吸機能は肺活量が成人平均の五八％まで低下しているが、日常生活で苦しくなっていないので、しばらくはそのままで心配ないとのことだった。聖マリアンナ医科大学病院にカルテが出来たので、緊急時の入院先としての準備が出来た。

九月末まではゴルフをして、十月にはハイキング、フィットネスに行き、車や電車を使って一人で外出をしていた。十一月七日から、リルテックの薬を飲み始めてから一ヵ月経ち、下肢に力が入らなくなり、歩行が不安定で転倒し易くなり、尻餅を突いてから立ち上がる力が極端に低下し、座位では体幹が弱くなり、後ろに倒れてしまうことを防げない。あくまで、私の実感だがＡＬＳの進行を三ヵ月程度遅らせる効果が期待できるリルテックは、副作用が多くむしろ進行を促進するように感じている。

腎臓炎の定期健診の結果

一月二十四日（水）に虎の門病院分院の腎機能センターを受診した。クレアチニンの数値が二・九五に上昇し、腎機能の低下が進んでいるので、ラジカットは使えないと言われた。リルテックを飲まないで良ければ、腎臓の治療薬（ロサルタンカリウム、二五ミリグラム）を服用したいのだが……。

登戸の脳神経クリニックに新しい主治医をお願いし、一月二十九日に診察をしてもらい、その際に、副作用のためリルテックの服用を止めている報告をした。訪問看護ステーションへの指示書を書いて頂くお願いをして近くのヴィラージ虹ヶ丘（美生会）の訪問看護を必要になったら依頼できるようにした。

介護保険サービスの要介護2に認定され、たま日吉台病院系列の在宅介護支援事業所のケアマネと契約した。当面は医療保険を利用することとし、たま日吉台病院のリハビリ担当医師に今までの主治医からの紹介状（診療説明書）を渡し面談をして頂いた。

主治医への相談とお願い（二月八日）

（1）リルテックは、私には胃腸の機能を乱す副作用があり、飲み続ける元気が出ません。恐れ入りますが、今後の対応方法をお教え頂きたいと思います。

＊一月二十三日以降は薬を止めて、便秘は解消した。

（2）最近、頻尿になって夜三回トイレに行っている。歩行が不安定な為に転倒の恐れがあり、出来れば頻尿の治療をしたい。従来は二〇〇～二五〇ｃｃ程度、膀胱に尿が溜められたが、最近は一〇〇ｃｃ以下でも尿意を我慢できない。ＡＬＳの病気と関連性があるなら、何か対策を教えて下さい。

（3）昭和大学藤が丘病院でＰＥＧ胃ろう創設手術をして六ヵ月が経過し、二月二十日から藤が丘病院に入院してＰＥＧのメンテナンス（バンパーの交換）をする予定。同じバンパー方式にして頂くつもりだが、未だ胃ろうを一度も使った事がないので、今後どのように活用したら良いのか、その指導はどの病院の医師にお願いしたらよろしいのだろうか？

（4）最近疲れ易くなり、歩行が不安定になっている。ＡＬＳの進行に原因があるのだろうか？色々な自覚症状として、①足が攣りやすい、②文字が上手く書けない、③手の指がしばらく動かなくなる事がある、④眼の焦点が合わない時がある。⑤昼間でもうとうとする事が多くなり、睡眠時間が増えた。⑥長時間歩けなくなった。等の症状に関して、ＡＬＳ以外の原因であれば専門の医師の治療を受けたいが、その判断が出来ないが、どうしたら良いか教えてください。

（5）いつまでも自立して社会活動を継続するために自走車椅子の利用を考えているが、その為にどの様な対応策をとって行くことが良いのだろうか？

＊二月八日、都立神経病院の主治医の診察を受けた時、リルテックの副作用で胃腸の調整菌が

乱れて便秘になり困っているので、薬を止めたいと訴えた。医師はリルテックを継続するように指示し、便秘に聞く胃腸薬「ビオフェルミン」を追加してくれた。

胃ろう六ヵ月メンテナンス

二月二十日から三日間、胃ろうの六ヵ月メンテナンスの為に昭和大学藤が丘病院に入院して、手術前に心電図を取ったが、不整脈が出ていて、夜中に脈拍が一五〇まで上がった事を知らされた。抗不整脈の薬を点滴して不整脈を抑えて、翌日内視鏡でＰＥＧのバンパーを交換した。不整脈に付いてはかかりつけ医の循環器科で精密検査をするように言われ、応急処置の為に不整脈を抑える頓服薬（ペラパミル塩酸塩錠）を貰った。

この病院でインフルエンザに感染したのか？　二十五日になって風邪の症状が出てきたので、市販薬のルルを三錠飲んで寝たが翌日も体温が三八・一度、体調不良だったので、二十七日（火）にたまたま日吉台病院を受診した。インフルエンザA型と確認され、薬が喉に噴霧できないので、点滴をしてもらい、数日分の薬をもらった。予防接種をしていたが、それにはA型のワクチンが入ってなかった事が後で分かった。翌日から私の風邪は回復に向かったが、家内に感染してしまった。まだ頑張れば一人で買い物をして、食事を作る事が出来たので、二十七日には自分で車を運転し、虎の門病院分院の循環器内科を受診した。

便秘が続いていたので二月二十八日に仕方なく下剤（炭酸カルシュウム）を飲んだら、三月三日に多量の便が出た。

三月五日、昨日から体調が悪かったが、登戸の脳神経クリニックを十五時に予約していたので、病院に行った。医師は直ぐ心電図を取り、ランダムな不整脈が顕著に出ていたので、レントゲンで心臓の肥大を確認したが肥大は確認できなかった。至急専門医に見てもらうよう指示された。

次の朝一番で聖マリアンナ医科大学病院に紹介状を持って循環器科の外来受診するように言われた。とりあえず登戸クリニックで、二日分の不整脈の薬（ワソラン錠、四〇ミリグラムとエルキュース錠、二・五ミリグラム）を貰った。

三月六日に聖マリアンナ医科大学病院に行き、循環器内科の外来担当医師に診察して頂いた。心電図を取ったが、その時は、不整脈は無かった。心房細動の診断で、薬を貰った。脈が一三〇以上になったら飲む頓服薬（ピルシカイニド塩酸塩カプセル、五〇ミリグラムとベラパミル塩酸塩錠、四〇ミリグラム）、不整脈を抑制する薬（タンボコール五〇ミリグラム）、脳梗塞を予防し、血液サラサラにする抗血栓薬（イグザレルト錠）を三週間分貰って帰宅した。その後、不整脈は時々出ているようだが、不整脈による体調の変化は自覚出来なかった。

ここへ来て、不整脈、インフルエンザ、便秘、過活性膀胱に悩まされ、毎日多くの薬を飲むのが辛く、他に、慢性腎炎の三ヵ月定期健診や前立腺癌全摘出手術の一年毎の事後検査を受けているので、何の病気が命を決める事になるのか分からないが、ＱＯＬ（毎日の生活の質）を大事にして、薬や病院通いを減らし、残された時間を有効に過ごしたいと考えた。

二〇一八年二月、介護保険サービスの利用

二月からは介護保険サービスで、レンタルであるが、自宅の玄関に入る前の階段に手すりと、玄関の内で床に上がる場所に手すりを設置して貰い、歩行車を借りた。杖では不安定で転倒してしまう恐れがあるので、歩くのは歩行車が頼りになった。一人では転倒すると立ち上がれないので、一人での外出は出来ないが、買い物には車に乗せてもらいスーパー等に行き、店内を歩行車で回っている。

主治医の診断は足脚の筋肉が萎縮して、無理すると骨に負担がかかり、骨折の恐れがあるので無理に歩かないで、車椅子を利用した方が良いとの見解であった。

「障害者手帳」の申請

二〇一八年二月に介護保険の要介護2の判定を受けて、歩行車、手すりの貸与を受け、四月からは車椅子の貸与契約をした。しかしながら介護施設や訪問介護、ヘルパーのサービスは受けなかった。既に神奈川県の指定難病認定の医療補助を受けていたのでケアマネージャーのアドバイスは当面は医療保険サービスを利用した方が良いとのことだった。

車で買い物に行ったり通院したりする際、自分で車を運転する場合、駐車場が無くて困った事があり、車椅子マークのある障害者専用の駐車場を使わせて欲しいと考え、ネットで「障害者手帳」の申請の方法を調べた。そこで音声・言語、咀嚼障害の区分があり、障害者三級の申請が出

来る事を知ったので、二〇一七年十二月に麻生区役所に相談に行き申請書を貰い、主治医に診断者の作成を依頼した。若干の行き違いはあったが、二〇一八年三月一日に疾病による音声・言語、咀嚼障害で第二種、障害者三級の手帳を交付されていた。「障害者手帳」の交付に際して、区役所の担当者から詳しい説明を受けた。その時には既に下肢の症状が進んでおり、歩行車を使っての歩行も不安定になっていたので、身体障害者の他の区分の追加申請が出来ることを教えてもらった。肢体障害者用の申請書を貰い、主治医にその証明診断書をお願いした。主治医はリハビリセンターで理学療法士の検査を受けるよう指示し、その結果を踏まえて、診断書を書いてくれた。四月中に区役所に追加「障害者手帳」の申請をし、五月二十八日に新しい手帳が交付された。その内容は今までの障害区分に加え、疾病による両下肢体幹機能障害者二級、両上肢機能障害者六級が追加され、全体を合わせて、第一種一級の「障害者手帳」を交付して頂いた。その結果、ALS以外の病気の病院費用免除、タクシー券支給、交通機関利用の割引、自動車税の減免等が受けられるようになった。金銭的な面だけでなく、駐車禁止場所での駐車、障害者駐車専用の場所の利用、その他にも社会の理解と支援のメリットがある。生活の質（QOL）のレベルアップに精神的な支援が効果的である。

発病から二年半、歩行車から車椅子へ

この病気に罹る前は食事に気をつけて、フィットネスクラブに通い、十分な運動をして体力強

化と山登りが出来る筋肉強化に励んでいた。球麻痺の症状が出てきても運動をして、筋肉の萎縮に抵抗して、進行を遅らせようと、運動を続けた。カートのあるゴルフ場でもカートには乗らず、一ラウンド、一万五千歩以上歩いていた。

二〇一七年十月からは下肢に症状が出てきて、ゴルフ、海釣りには行けなくなったが、ハイキング、温泉旅行、俳句会には杖を持って出掛けていた。色々な杖を使ったが、歩行が不安定になってからは、設置面が少し大きい自立型の折りたたみ出来るアルミ製の軽量な杖を使って、二〇一八年二月までは、バス、電車に乗りかなり遠くまで一人で出掛けた。二月二十四日に歩行車を介護保険サービスで借りたので、外出は歩行車に頼るようになった。老人が使っている買い物用のシルバーカーに比べて、歩行安定が悪くても使える両手ハンドルとブレーキが付いており、重量が五キログラム以下なので、数段の階段、段差は手で持ち上げられるので、電車やバスにも乗れた。外出の時はそれを使って千五百歩、二千歩も歩いていた。

四月に入って歩行車でも五百歩程度しか歩けなくなったので、四月十七日から介護保険サービスの車椅子を借りた。部屋の中でも車椅子を使うようになったが、外出時は妻の運転する自家用車で病院に連れて行って貰い、病院の外来者用の車椅子を利用している。先方に車椅子が無い場所に行くときは車椅子を折り畳んで車のトランクに入れて行くので、車椅子は軽量の一〇キログラム程度の物を選んだ。車椅子を使って気が付いたのは、自力で走行するのは一般の道路では路面がデコボコしていたり、左右に傾斜していたり、坂があるので、自力走行は難しいことである。

電動車椅子も検討したが、重量が一〇〇キログラム以上あり、折り畳みが出来ないので、一般の車には乗せられない。将来介護タクシーを利用する事になれば、電動車椅子を利用したい。

車椅子生活

いよいよ車椅子になり、自立出来ない被介護者の生活になってしまった。回復の見込みがない難病のALSを受け入れ、進行を遅らせるが副作用がある薬リルテックに期待せず、その症状に対応した処置を受けることで過ごしてきた。幸いにも今は自分で、経口で食事が出来るので、自立したQOLを維持して、生き続けたいと思っている。

難病のALSになった原因は自分では全く思い至らない。若い頃から風邪薬以外の薬は殆ど飲まず、サプリメント、栄養剤も飲まずに食事に注意して、体重はBMI25の標準体型で、血圧も正常で糖尿病、痛風を知らずに過ごしてきた。タバコは全く喫煙経験がなく、お酒も酔った経験は無く、ワイン、ビールを少し嗜む程度だった。

ALSは進行性球麻痺が先行するケースは進行が比較的早いと言われていたが、発病から二年半で車椅子の生活に成った。今後、自立できなくなり、介護者に負担をかけて、何を目的に生きるのか、まだ自分自身には分かっていないが、残された時間は長くはないので、色々な終活を急ぎ、子や孫達に伝えたいことを整理している毎日である。

第七章　二〇一八年四月　都立神経病院主治医の最終診察

前回二月八日診察以降の状況報告

ＡＬＳの飲み薬リルテック錠（五〇ミリグラム）と胃腸薬、ナウゼリンＯＤ錠、ファモチジンＤ錠に、便秘の薬ビオフェルミンも頂きましたので、その薬を飲み続けた。しかしながら、胃腸の調子が改善されず、便秘になり、直腸に滞留している便が排出できないで、便意が継続する苦痛が続いた。薬、リルテックの副作用と判断して、リルテックと胃腸薬の全ての薬をストップした。胃ろうのバンバー交換は、不整脈を抑える薬が効いて不整脈が治ってから、実施した。次回交換は六ヵ月後の八月二十八日になっており、入院の予約をした。

四月十一日に虎の門病院分院の腎機能センターを受診した。クレアチニンの数値が三・一九に上昇し、腎機能が成人の一五・七％に低下していた。アルブミンが三・四と低いので、ミルセラ注シリジン一〇〇マイクログラムを〇・三ミリリットルを注射して頂いた。人工透析を回避するために、リルテックを飲まないで良ければ、腎臓の治療薬（ロサルタンカリウム、二五ミリグラム）を服用したいと思っている。

今までの主治医の指示に従って、登戸の脳神経クリニックの医師に主治医を引き受けて頂き三月五日、三月十二日、四月九日に診察を受けた。薬は出して貰ってはいない。副作用の強いリルテックの薬を止めている報告をした。主治医としての了解を頂いている。

先生にお世話になり、話が出来ない障害の「障害者手帳」は麻生区役所から交付されたが、区役所のアドバイスで身体障害に付いても手帳を申請することになり、登戸の脳神経クリニックの院長に身体障害者の診断書の作成を依頼した。本日、当院のリハビリ担当のＰＴに身体機能測定をして頂いた。

訪問看護ステーションを「たま日吉台病院」の系列の「よろこび」に変更し、看護指示書を「たま日吉台病院」の往診担当医師に書いて頂いた。病状の変化、緊急対応が必要になった場合は往診をお願いし、聖マリアンナ病院への救急搬送をして頂くことになっている。

介護保険サービスの要介護２に認定されたので、主治医の紹介状を渡し、「たま日吉台病院」のリハビリ医師の医師の診察を受けて、週一回のリハビリ受けている。その内容はＰＴによる両脚のマッサージとストレッチ、肩と首のマッサージ、両手のぶら下がり運動、両手両足のストレッチ体操、平行棒の歩行訓練である。

不整脈の治療は聖マリアンナ医科大学病院の循環器内科で、心電図、ホルター心電計、心臓のエコー検査をして頂いた。三月二十七日に循環器担当医師の診察を受けて、抗心房細動薬（アスペノンカプセル二〇＝アプリンジン塩酸塩）と抗血栓薬（リクシアナ錠、三〇ミリを〇・五錠）を出して貰い、五月一日に再検査を受ける。

薬漬け、リルテックの副作用（便秘、不整脈、過活性膀胱炎、腎臓炎）

二月二十日（火）に昭和大学藤が丘病院に胃ろうの六ヵ月メンテナンスで入院してから、不整脈が発生し、抗不整脈薬と抗血栓薬、インフルエンザA型に感染して、その治療薬、リルテックと胃腸炎を防ぐ薬、夜間頻尿防止、過活性膀胱の薬（トビエース）等、色々な薬を飲まなければならなくなり、ある期間は九種類の薬を飲む薬漬けの毎日だった。

最近、高齢者が色々な病院の診療科に通い、各種の薬を出してもらうので、その副作用や、飲み忘れ、飲み方が問題となっており、医療費の削減問題とも関連して、マスコミで取り上げられている。私はこの病気になる前は、薬は市販の風邪薬くらいで、病院の薬は殆ど貰っていない薬嫌いだった。当初は進行を僅か三ヵ月しか遅らせる効果しか期待できないリルテックは飲まないと決めていたが、周りから薬があるのなら、飲んだ方が良いと言われ飲む事にした。しかし胃腸の調子が悪くなるなど、色々な副作用が出て、生活の質（ＱＯＬ）が低下してしまい、主治医に薬を止めることを訴えて許可を貰おうとした。主治医は胃腸薬を変更して飲み続けることを指示したので、仕方なく飲み続ける事にした。私は腎臓の機能が一般成人の二〇％程度しかないので、油断していると人工透析になってしまう恐れがある。薬には必ず副作用が付き物で、副作用が無くて効く薬は存在しないと言われている。多くの薬が肝臓か腎臓で濾過されて排出されるので、肝臓や腎臓が悪い人は特に注意が必要である。

幸いにもリルテックの薬を止めて、便秘も直り、トビエースの薬が効いて夜間頻尿、過活性膀胱も改善された。不整脈の治療は継続中であるが、自覚症状は殆ど無いので、抗不整脈薬、抗血栓薬は量を減らしてもらった。

この頃の俳句

何語る母の手植ゑの庭の梅

寺塾のあどけなき日々涅槃像

病む身にも潤み瞬く春の星

主治医への最後のお願い「薬、リルテックの中止」

（1）リルテックは、私には胃腸の機能を乱す副作用があり、酷い便秘に成ってしまい、飲み続ける元気が出ない。公表されている開発の経緯を読むと、国内第Ⅲ相試験ではプラセボとの有意差は認められなかった。ＡＬＳ患者の症状を軽減、改善する効果は確認できなかったとのことである。かなり高価で、その効果が不明確で、副作用が八二％も認められている薬を継続する意味はどこにあるのか？

（2）最近になり、夜間頻尿になり夜三回、四回もトイレに行っている。歩行が不安定な為に転倒の恐れがあるので、出来れば頻尿の治療をしたい。従来は二〇〇～二五〇ミリリットル程度、膀胱に尿が溜められたが、最近は一〇〇ｃｃ程度でも尿意を我慢出来なくなっている。ＡＬＳの病気と関連性があると思っているが、原因がＡＬＳ関連であれば、何か対策があるのか？　リルテックを飲む前は一般の人と比較して排尿の回数は少なかったのだが、リルテックの薬の副作用ではないのか？

（3）最近、歩行が不安定になっており、歩行車を使って歩く事が難しくなった。昨年十一月よりリルテックを飲むようになり、ＡＬＳの症状が進行してきたような気がしている。その他、色々な自覚症状として、①排尿、排便の力がなくなり、自分で制御が出来なくなった。②右手で文字が上手く書けなくなった。③手の指がしばらく動かなくなる事がある。④眼の焦点が合わない時がある。⑤つかまらないと立ち上がる事が出来ない。⑥足が神経的な痛みを感ずる時があって転倒したり、長時間歩けなくなってしまった。その理由がＡＬＳ以外の原因であれば専門の医師の治療を受けたいと考えているが、その判断が出来ないでいる。どの症状がＡＬＳに起因する症状と思われるのか？　教えてほしい。

（4）歩行車では活動できなくなり、車椅子の生活に移行する準備をする必要があるので、排尿、排便が正常に出来ないと車椅子の生活が出来ない。いつまでも自立して、社会活動をしたいと思っており、その為にどの様な対応策を取ったらよいのか？

＊以上四項目の質問に付いては、主治医からは一般的なコメントしか頂けなかった。以下は、患者としての思いを込めて主治医に送った手紙である。

都立神経病院の主治医への御礼

長い間、先生に大変お世話になりましたが、ＡＬＳの症状が進み、府中市まで通う事が出来なってしまった。以前から先生には近くの病院を探すように強くアドバイスを頂いていたが、現在は主治医を登戸の「脳神経クリニック」の院長にお願いし、日常の訪問看護と往診は「たま日吉台病院」の往診担当医師に、緊急時の救急車の搬送先は「聖マリアンナ医科大学病院・神経内科」の医長へ、胃ろうのメンテナンスは「昭和大学藤が丘病院・消化器内科外来」の担当医師に決めたので、都立神経病院には診察に伺えないため、今回で終了させて頂きたいと思っている。

私は先生の指示に従わず色々な質問をして、手の掛かる患者であったと思う。日本のＡＬＳ診療体制に対する疑問や不満を持っているので、患者として日本の医学会、医療従事者にＡＬＳの病気に対して、もっと真剣に向き合って欲しいと思っている。

先生には長い間心の籠もった、暖かい診察をして頂き感謝しております。

神経内科ＡＬＳ専門医への患者からの要望

二〇一六年七月から二年間に七ヵ所の病院の十人以上の神経内科の医師に診察をして頂いた。

その中にはＡＬＳ以外の専門医もいたが、多くはＡＬＳの専門医だった。この難病ＡＬＳは、治療法も薬もないと言われており、患者の求める進行する速度、症状の拡大プロセス、個々の症状に対する対処療法に関しては殆ど回答を得られなかった。ＡＬＳの診断確定の為の検査は実施してくれたが、ＡＬＳが原因となる症状と、それ以外の病気から発生している症状に関しては検査も識別もして貰えなかった。ＡＬＳ患者の症状は様々であり、それがＡＬＳの症状であるのか否かを判別するのは難しいようである。

　私は科学者だったので、現状のＡＬＳ専門医の先生方にもっと研究心を持って、自らＡＬＳの治療法の改善に注力して欲しいと思っている。ＡＬＳの確定診断方法として多くの医師が頼りにしている針筋電図検査は検査方法も不明確で信頼できない。リルテック、ラジカット等のＡＬＳの進行を遅らせる薬は、薬価が高いが、それに見合った効果が期待出来ない。症状の進行を予測してくれる医師もいない。

　ＡＬＳ治療のどの分野も蓄積データーが公表されていない。最先端の専門医として、自ら研究テーマを持って、多くの患者から得た生のデーターを集め、分析して、研究会、学会で発表してＡＬＳ診断の向上に貢献して欲しい。専門医は患者の症状の診察をして、沢山のデーターや情報をカルテに記入しているが、それらを有効に活用してほしい。薬の効果と副作用に関するデーターに関心を持っている専門医は少ないのだが、集めようと思えば外来患者から集められる。ＡＬＳの症状、進行の程度は患者毎に大きく違っている。それを一律に見て判断するのではなく、個別に見てその違いに注目して、何故その違いが出るのかを分析して、症状の進行の予測と対処療法を指示して欲しいと強く思う。

臨床医師や外来担当医師は毎日、多くのＡＬＳ患者を診察しているので、前向きに取り組んで頂ければ、多くの生のデーターを集められるはずである。ＡＬＳの治療法や新薬の開発が進まない現状は深刻な事態と言える。何もしないでいるのではなく、専門医としての自覚と責任を持って、自ら治療法の開発、改善にチャレンジして頂きたい。

突然、治療法も薬もない難病に罹って、一年から五年の余命との宣告を受けて、絶望の淵に縋っている患者の苦しみを思って、ＡＬＳの病気の治療法の改善に努力して頂けることを切に望んでいる。

ＡＬＳの病因究明と治療法開発

名古屋大学大学院医学研究科の特任教授の話では遺伝性でない孤発性の視点での治療法研究が最近漸く進むようになったとの事。多くの関連遺伝子が発見されて、話題のｉＰＳ細胞モデルを活用した新しい薬の効果を評価するスクリーニング方法を利用した新薬の開発がすでに進んでいる。ｉＰＳ細胞を使ったもう一つの研究は各種臓器の再生医療であるが、ｉＰＳ細胞のシートを作って劣化した目の網膜、心臓の細胞を補完する方法が臨床実験で実施されている。神経細胞の欠陥でＡＬＳの症状が発生しているという仮説で、上位と下位運動ニューロン、あるいはその先の筋肉に伝える神経細胞に病気の発生している原因、神経の損傷場所が特定できれば、その機能不全になった神経細胞をｉＰＳ細胞で補完できる可能性がある。

私は大学発ベンチャー企業の創業支援で、すい臓を再生しようとしている医学部教授を支援した経験を持っている。一般に新薬、新しい治療を研究開発するには長期の研究期間と多額の資金が必要になるので、経済原則が適用され、その市場が開発費を回収できる大きさを持っていないと、研究開発は出来ないのである。

その点で、ＡＬＳ新薬の開発は患者の数が少ないので、研究開発で採算化のシナリオが描けないので、政府主導で大学等の研究者に公的な研究資金を供給して、研究者のインセンティブをあげて欲しいと思っている。

二〇一八年五月の生活

朝は六時すぎにベッドから起きて、近くに置いてある車椅子まで伝い歩きをして移り、寝巻き姿のままトイレに急ぎ、用足しをして洗面所に向かう。洗面所では歯を磨き、顔を洗い、一日おきに電気かみそりで髭をそり、水を一杯飲む。しかし、水を飲むのが難しく、油断していると気管に水が入って噎せるので時間を掛けてゆっくり少しだけ飲む。部屋に戻り、時間を掛けて、テレビのニュースを見ながら一人で着替えをする。ここまでに約一時間掛かるので、食卓に付くのが七時半頃になる。妻が用意してくれた朝食（軟飯一八〇グラムと柔らかいか、刻んで殆ど噛まなくても飲み込める副食二品、補助食の佃煮と漬物)を食べ、それに水代わりのとろみのあるトマトジュース、食後のヨーグルトを食べる。食前・食後の薬を含めて、食事には四十五分程度は掛かる。食事の後は口腔洗浄をして口の中に残っている食べ物を除去する。食べ物が少しでも口の中に残っていると涎が出てくるので、口腔洗浄は大事である。私は嗽《うがい》が出来ないので、ジェット水流の口腔洗浄器を使っているが、毎回かなりの量の細かな食べ物が排出され、すっきり出来る。その後はトイレに行くが、リルテックの薬を止めてから便秘は無くなり、助かっている。車椅子で部屋に戻り、新聞を読みしばらく休憩するが、この時間に血圧の測定とパルスオキシメーターで動脈血の赤血球の酸素飽和度を測る。血圧降下薬は飲んでいないが血圧は収縮時一三〇、拡張時八〇前後、脈拍は五五である。呼吸機能の低下は今のところ発生していなくて赤血球の酸素飽和度は九八である。

その後、午前中に病院やリハビリの予定がある時は、外出着に着替えて出掛けられるように準備する。昼食は、三食ともに軟飯では飽きるので、時々パン、パスタ、麺類を食べる。午後に病院に行くこともあるが、外出の予定が無い時はパソコンに向かったり、録画した俳句番組や、スポーツ中継を見たりして過ごす。妻はボランティア、テニス、買い物に出るので、その時は転倒しないよう細心の注意を払い、ソファーに座って本を読むか、パソコンに向かって、妻の自由を妨げないように留守番をしている。

夕食は六時から七時の間に食べて、早目に入浴する。入浴は浴槽に入ると一人では出られなくなる恐れがあるので、シャワーを使うが、転倒リスクを避ける意味で一日おきか二日おきに入っている。浴室での転倒を防止するために、浴室用の両脇に肘掛のある椅子と浴槽の淵につかまる事が出来る装置を取り付けた。

就寝は夕食後三時間以上経過した午後十時過ぎになるが、車椅子でトイレに行くのは大変なので、夜頻尿対策として尿瓶をベッドサイドに置き使っている。私の場合は立って小用をしないと尿が出せないので、毎回ベッドから降りてベッドサイドに立って尿瓶に尿をしている。夜頻尿の酷い時は一時間毎に尿意で目が覚めて尿瓶を使ったが、最近は薬（トビエース）で夜尿は一回か二回に減ったのでＱＯＬが良くなった。

ベッドは母が使っていた介護用ベッドを使っているが、手でつかまるところがないと起き上がれないので、両側にベッドサイドレールを付けて、それにつかまって、寝返りをし、立ち上がってベッドの縁に座っている。睡眠薬の世話になった事はないが、比較的良く眠れている。

以上かなり詳しく現在の生活状況を述べたが、全部自分の意志で決めて、自立して一人で行なっているので、ＱＯＬは良く満足している。この生活ができるだけ長く続く事を願っている。

転倒の状況

体の自由がきかなくなり、要介護状態になると転倒した場合、一人では立ち上がれない。介護施設では転倒すると大きな身体負傷事故になることもあって、転倒事故を防ぐ事が重要課題になっている。被介護者としてどのような状況で転倒してしまうのかを具体的な理由を上げて説明する。

①何かにつかまって歩く事が多いが、その時つかまったものが不安定で動いてしまった。②つかまり損ねてバランスを失った。③両足だけで立っていて、体幹が弱くなっているのでバランスを失い転倒した。④慎重にゆっくり歩いていても、足が上がらないので躓く、両足が重なって干渉する。足が思い通りに動かないで転倒。⑤車椅子でストッパーを掛け忘れたり、無理な姿勢をしたりして、車椅子が動いて転倒。⑥腰掛けた場所の縁が弱く滑ってずり落ちた。⑦介護者に委ねたが、持ちこたえられず一緒に倒れた。

私は既に十回以上転倒して、立ち上がるのに大変苦労した事があるが、幸いにも大きな怪我や、頭を打った事がない。転倒の原因を良く学び、そのリスクを避ける事が大切である。

俳句の仲間

高校の同期生で作った俳句会「俳句でハイクの会」に二〇〇五年一月から参加し、俳句を作るようになった。この会はハイキングと俳句の吟行を合体した会で、一年に四回、春夏秋冬に開催した。初心者が気軽に参加できたので、毎回二十五名以上が参加して楽しい会であった。この会がスタートして四年が経過した二〇〇九年に俳句を作ることが好きになった人達が俳句結社「末黒野」(小川玉泉主宰)に加入し、その下に高校同期生の俳句の会「笛の会」を作った。それから十年が経ち、二〇一八年四月に合同句集『友よ』を出版した。私は二〇一六年に「末黒野」の同人になったが、「笛の会」の主宰、小田嶋野笛師、幹事役の平澤侃氏、同人先輩の中村月代さん、沼崎千枝さん等のリードで俳句が好きになり、今では俳句が闘病の大きな支えになっている。その意味で闘病の俳句を本書に入れさせてもらった。

今回、闘病記録をまとめるに当たり、最初に書いた「ＡＬＳ発病から二年半の経過」を前記四名の仲間に読んでもらったが、皆さんに読んで貰ったら良いのではと激励され、闘病の気力を維持するために継続して原稿を書いた。この本が出版できたのはこの四名の応援があった結果である。ここに感謝の意を表したい。

中村さんは二〇一七年に転んで股関節骨折をして、人工関節にした。入院中は車椅子で、退院後もリハビリをしていたので、同病相哀れむで、杖を持って参加した句会では助けてくれ、激励してくれた。沼崎さんは句集『友よ』の編集幹事で、色々と世話になった。平澤さんは奥様も高校の同期生で、我が家に来て頂き、一緒に夫婦で蓼科に温泉旅行をした仲であり、私の病気を心配して色々気を遣ってくれている。小田嶋主宰は数年前に同じ「末黒野」の先輩同人であったご主人を亡くされたが、夫の看病のために「末黒野」結社の役員を一時退任して尽くされていた。私はご主人の正敏氏が大好きで、仲間を誘い一泊の温泉旅行に行って、「末黒野」の課題や俳句に関しても色々な話を聞かせて頂いた。

二〇一八年五月八日に句集『友よ』の出版祝賀会には車椅子の私が参加できる会場を選んでく

れて、二十五名もの仲間が車椅子の私を激励してくれた（写真参照）。

私は携帯電話のテキスト音声変換ソフトを使って、挨拶させて頂いたが、感激の余り涙を抑える事が出来なかった。素晴らしい友達は、闘病のＱＯＬの向上に無くてはならない存在である。

私は話が出来ないので、電話は出来ないが、今ではパソコン、携帯電話を使ってメールでコミュニケーション出来るので、多くの気のおけない仲間が応援してくれている。ありがたく感謝の日々である。

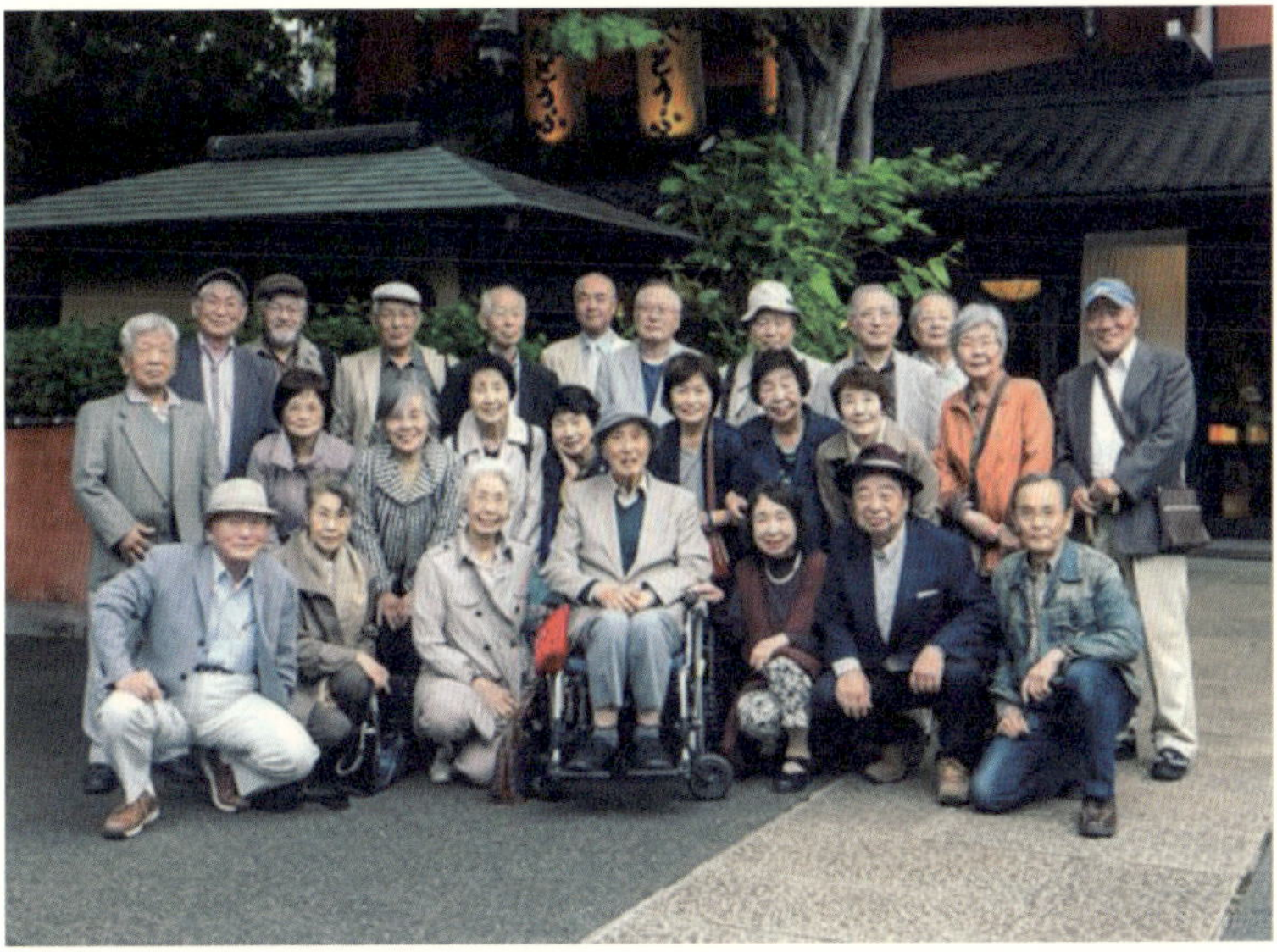

▲笛の会、合同句集「友よ」発行記念祝賀会、
2018 年 5 月 8 日

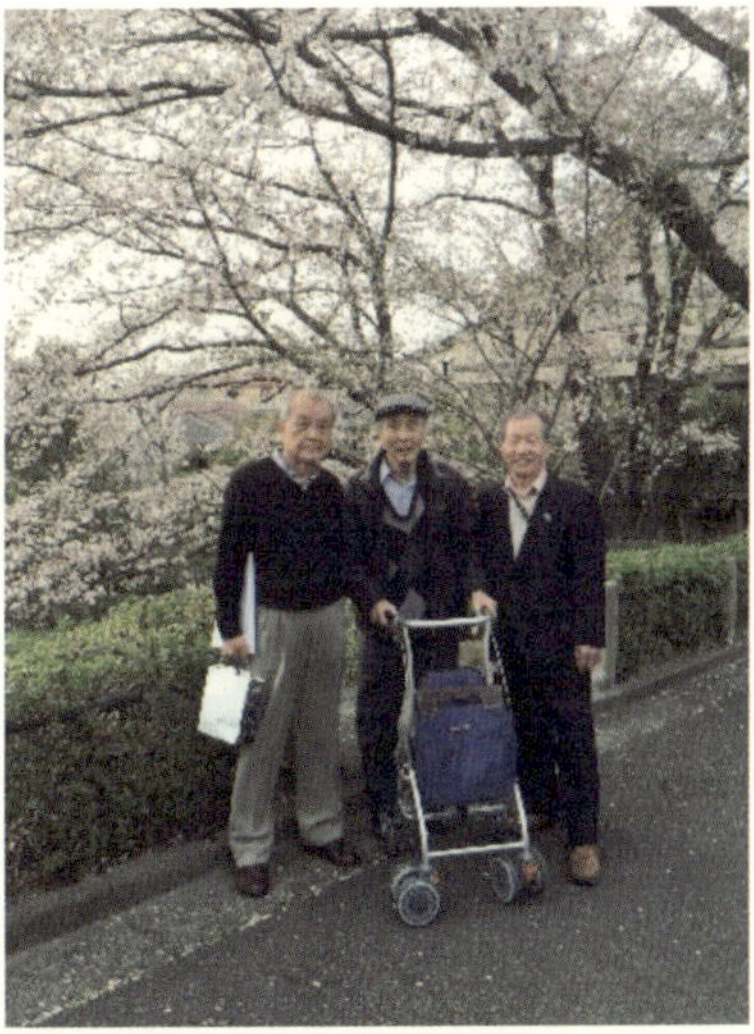

▶六十年ぶりに連絡があり、見舞いに来てくれた中学の同級生と自宅近くの桜の咲く公園で、四月一日

ＱＯＬ実現の心掛け

多くの友達が癌にかかって、不本意にも急に亡くなってしまった例を見てきたが、もっと良い選択が出来たのではと思った。最近、癌は色々な抗癌剤が開発され、癌になってもそれが原因で死ぬ事が減ってきたが、最も大切なのは転移が起こっていない段階の早期発見である。私は二〇〇九年四月の人間ドックでＰＳＡの高い数値が出て、精密検査の結果前立腺癌が発見された。生検（患部の細胞検査）をしてグリーンスコアは8、低分化度の悪性のがん細胞であった。人間ドックの担当医師から紹介状を貰って癌研有明病院の福井副院長の診断を仰いだ。シンチレーション検査で骨、リンパ節への転移はなかったので、全摘出の開復手術を選択した。その結果、放射線照射も抗癌剤も一切使わず手術が終わり退院できた。毎年の定期検診は受けてきたが、九年経過した現在、ＰＳＡ値はゼロを継続しており、再発の心配はない。他の治療法として女性ホルモン注射で押さえ込む方法、放射線照射、放射線微粒子の前立腺への埋め込み、内視鏡手術等があるが、内視鏡の場合は放射線照射や抗癌剤を使う。私は最も安全な全摘出手術を選び、抗癌剤、放射線照射も使わなかった。自分の選択がＱＯＬの観点でも最良であったと思っている。

一九六五年から入院手当を主とした癌保険に加入していたが、最近の癌治療法が変わったので、癌になっても支払った保険料の総額が支給された保険金よりもはるかに多額だった。結果としては無駄な医療費を使わずに完治したが、癌保険は治療技術の進歩に追いついていない。

腹痛で近くの主治医に診てもらい直腸癌の発見が遅れ、大病院で手術をして人工肛門、人工膀胱をつけ、不自由な生活を強いられ苦しんだが、数ヵ月しか生きられなかった友達がいる。もう一人の親友はＣ型肝炎の検査で肝臓癌を発見され、「治療ラジオ波焼灼術」を行なったが、一年後に肝臓内転移が見つかり、再度「治療ラジオ波焼灼術」を受けた。その後も転移が見つかり、放射線照射とラジオ波焼灼の治療を継続している。治療法が得意な病院を選択し、定期的に患部を監視し、転移を早期に発見し直ぐ対応していること、転移した場所が集中していて、リンパ節には転移していないこと。更に抗癌剤を使わないので副作用が無くＱＯＬが良いので、今でも元気で仕事をしている。彼は病気と向き合い、冷静に癌の実態を把握し、最適な治療法とそれを実施してくれる医者を選んだことに自信を持っている。

放射線照射や抗癌剤治療は副作用が伴うが、その結果治れば幸いだが、治療効果が期待できなかった場合は悔いが残り、ＱＯＬの観点からは他の治療法の選択をした方が良いケースがある。難病や癌では、早期発見が出来て、その病気に向き合い、最適な治療法を選択する事がＱＯＬの観点から重要である。しかしながら、その選択には多くの知識が必要なので、患者と家族だけでは難しい。身近に医療に詳しい、ネット情報を調べられる肉親や友達を持って、いつでも相談に乗ってもらえる環境を作っておけばこころ強い。

終活の勧め

人は誰でも何時かは死を迎えるが、突然死の場合と余命が予測できる場合では周囲に与える影響は異なる。ＡＬＳの場合は、最後は呼吸困難になり、人工呼吸器の世話になる時期に人工呼吸器を選択せず、自ら死を選べる。それまでに誤嚥により誤嚥性肺炎になり、不慮の死になってしまう例もあるが、ＱＯＬの観点からは突然死は避けたい。

突然死では長年連れ添ってきた伴侶や家族が悲しい思いをして塞ぎ込み、精神的なショックから、躁うつ病になったり、不眠症になったりして、その治療に精神安定剤を使うので、その回復にかなり長い期間が必要になる。私の姉は元気だった夫が水泳競技の後、心臓麻痺を起こして突然亡くなってしまい、精神的なショックで具合が悪くなり、その回復に十年の闘病生活を経て漸く普通の生活に戻れた。一方、家内の兄はタバコが好きで、肺癌になったが手術しても抗癌剤を拒否して、主治医の勧めで治験に参加した。プラセボだったかもしれないが、一年で再発してしまった。死期を悟り、終活を計画的に進め、家の処分とマンションへの転居、海外勤務先に挨拶旅行、財産の整理、自分のお墓の選択、子供達や友達への説明を実行した。クリスチャンであり、死を恐れる気持ちは薄く、一時はホスピスに入ったが、体調が良くなって自宅に戻った。近くに居る子供達や孫達の看病と励ましを受けて、幸せな最期の月日を平穏に過ごしていた。再発からちょうど一年後に昇天していった。残された伴侶は十分な介護を尽くして満たされた心を持ち、冷静に夫の死を受け入れられた。その後も一人でマンションに住んで、教会活動を続けて、平穏な暮らしをしている。

私は難病のＡＬＳの診断を受けて、三年から五年の余命を宣告された。今の医療技術では回復の可能性はなく、与えられた命に感謝し、ＱＯＬを大切にして余命を有意義に過ごすことを決断した。妻は夫頼りで、経済の事には疎く、私の行ってきた仕事、事業に対する理解も無かった。色々な事を元気な内に私自身が処理し、私が死んだ後も妻が当惑せず、今までの生活を続けられるよう必要な情報の記録を残す為に終活を開始した。海外銀行の預金口座を閉鎖して残金を日本の銀行に移した。過去十年の収入の記録と財産のリストアップ、貸借対照表の作成、日記帳十五年分を整理して要約しパソコンに入力、保存されていた古いネガフィルムをフィルムスキャナーで全部チェックし、大切な写真はデジタル化してパソコンに入れて、ネガは処分した。自分の職場の活動記録、出張記録、研究資料等は一部を残して処分した。趣味の釣り道具はまだ使えるものは、かなり沢山残っていたが、釣り棹、リール、各種仕掛け、防寒衣類、長靴、手作りの道具、全てを釣り仲間に差し上げた。ゴルフクラブは二セット、靴二足、ボール、手袋は余り使っていない新しいものはゴルフ同好会の友達に渡した。登山靴と登山用の衣類は貰ってくれる人が見つからず、まだ残っている。自分が設立した有限会社、ＮＰＯ法人は正式な閉鎖手続きをして、法務局に閉鎖登記を済ませた。学会会員、各種資格の会員登録は順次脱会し、会員制リゾートクラブは子供に引き渡す準備をしている。菩提寺の私が設置した先祖のお墓は、子供がいる次女に引き継ぐ事を家族会議で決めてもらった。収集家だった母の残した切手、古い紙幣、硬貨は整理して、一部は銀行に入金した。

この本を出版した後も引き続き終活を継続する積りである。

あとがき

私のケースでは口元からのALSの初期症状が出た例で、口・喉・舌の麻痺から発生した所謂「進行性球麻痺」でした。発症から一年十ヵ月の間は手足の麻痺による運動障害は発症せず、口元の症状を自分なりに工夫したり、補助手段を活用したりして、自立してQOLを満たした普通の生活をしてきた。その間に実施した進行を遅らせる自分の努力は、神経に関係するビタミン剤B12、B6を飲み、体重維持が出来る栄養バランスの良い食事と、体力を維持する運動、口・舌のリハビリでした。ALSの症状が発生した初期にリハビリをすると進行を遅らせる効果があるとのネット情報があったが、ALSの専門医からは生活上のアドバイスは何もなかった。現在はALSの専門医でも、治療する術を持たないので、検査をして患者の状況を把握するが、特に進行を遅らせるアドバイスはしない。進行を遅らせる薬は存在するので、それを飲むように勧めるが、その効果は限定的で、薬価は高く、色々な副作用がある。一方、言語聴覚士（STリハビリ）のリハビリ指導は有効で貴重だった。

発病前に前立腺癌を発見し、全適出手術をしたので、医師の術後定期健診を受けていた。持病は不整脈、腎臓炎であるが、薬は何も飲んでいなかった。所謂成人病は無く、体力には自信を持っており、三〇〇〇メートル級の山登り、ゴルフ、海釣り、ハイキング、ランニング、ラジオ体操をして、健康的な生活をしていた。それがＡＬＳの「球麻痺症状」の進行を遅らせる効果に結びついたと思っているが、医師の評価は無く、自己満足かも知れない。

ＡＬＳ患者は人工呼吸器を付けて、手厚い介護をすれば、十年以上、あるいは二十年も生き続けられるとの事例も多くあるが、七〇％の患者は人工呼吸器を装着しない。仕事をしている現役の年齢でＡＬＳを発症した人は、まだやらなければならない仕事、夢、家族に対する役割が残っているので、あらゆる手段を使っても生きながらえたいと思っている。しかし平均寿命に近づいている七十歳以上の患者は、生活の質、ＱＯＬが期待できない症状になった場合は、天命を受け入れようと納得している例が多いと思う。私はこれから症状が全身に進行した場合に人工呼吸器を装着するか否かを、現段階で決める事は出来ていないが、寝たきりになって、ＱＯＬを求めるのは無理であり、家族介護者の負担を考えると、生き続ける意味があるのかと悩んでいる。

今まで、ＡＬＳ患者の書いた文章や、愛情溢れる介護者の苦労話の本は数多くあり、それを読んで、自分がその状況に耐えられるかを、今は判断することが出来ないでいる。私はＡＬＳを発症しても気持ちをしっかり持って、ＡＬＳの関連資料を探し、病気に向き合い、生活の質を第一に考えて、楽しい、幸せな時間をより長く過ごすことを大切にしてきた。それを許す病状が、今後も長く続くことを強く望んでいる。

ＡＬＳ発症から二年半の生活、病院通い、主治医との会話と診察状況を詳細に書き、関連するＡＬＳの情報も載せた。ＡＬＳの難病に向き合い、人生の最終章を出来るだけ楽しく、有意義に過ごしたいと思っておられる患者と家族の皆様の参考になれば、この上ない幸せである。

最後に本書が出版にいたる過程で、風詠社の大杉社長が私の応募提案を評価して、的確に素早く対応してくれ、編集部が原稿の細部まで見直して頂き、短期間で出版に漕ぎ付けた事に感謝している。私事になるが介護をしてくれている妻に感謝し、三人の娘に父の想いを伝え、三人の孫娘に祖父の闘病の記録として本書を残した。

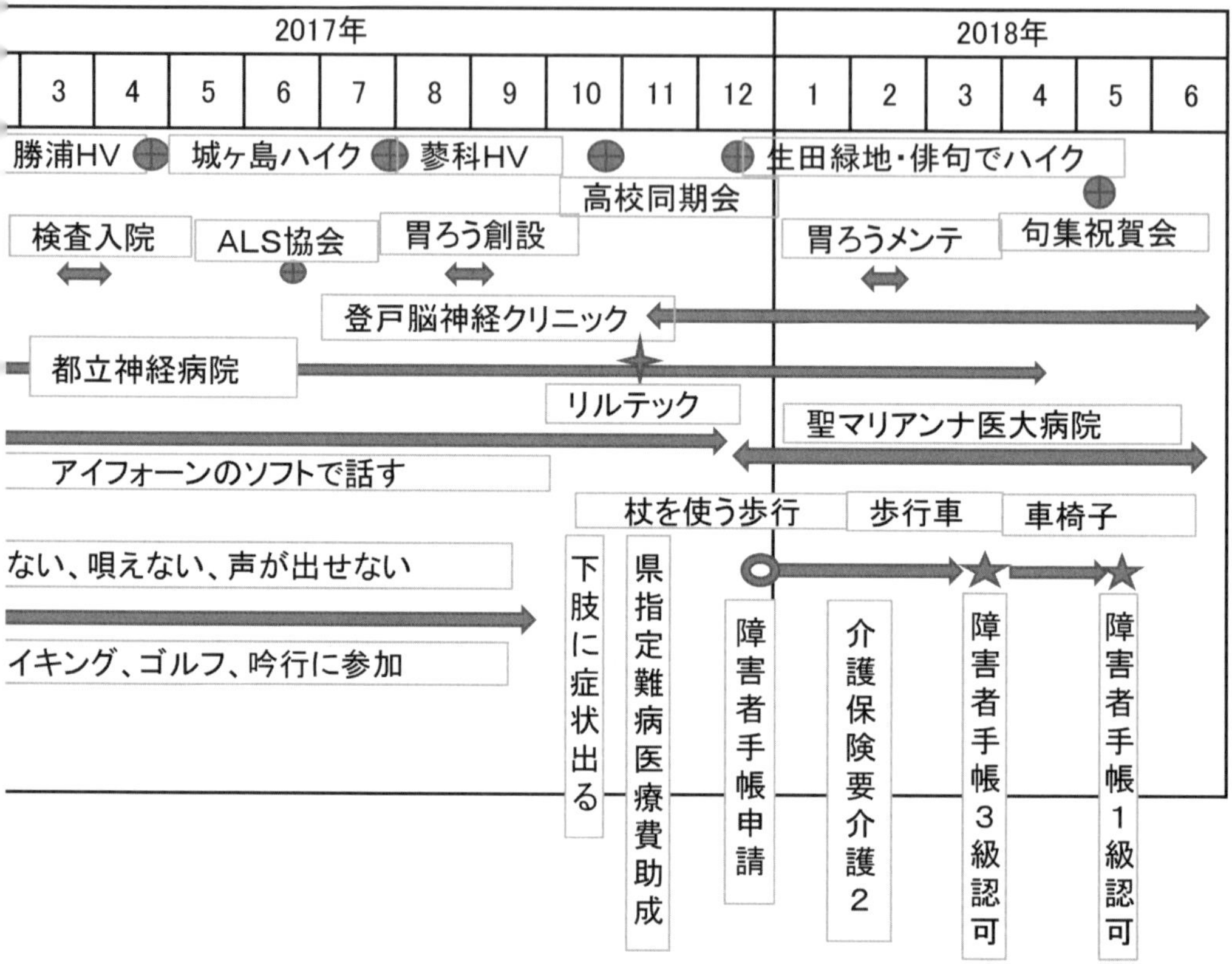
2017年
2018年
3
4
5
6
7
8
9
10
11
12
1
2
3
4
5
6
勝浦HV
城ヶ島ハイク
蓼科HV
生田緑地・俳句でハイク
高校同期会
検査入院
ALS協会
胃ろう創設
胃ろうメンテ
句集祝賀会
登戸脳神経クリニック
都立神経病院
リルテック
聖マリアンナ医大病院
アイフォーンのソフトで話す
杖を使う歩行
歩行車
車椅子
ない、唄えない、声が出せない
イキング、ゴルフ、吟行に参加
下肢に症状出る
県指定難病医療費助成
障害者手帳申請
介護保険要介護2
障害者手帳3級認可
障害者手帳1級認可

ALS難病の診察経過表

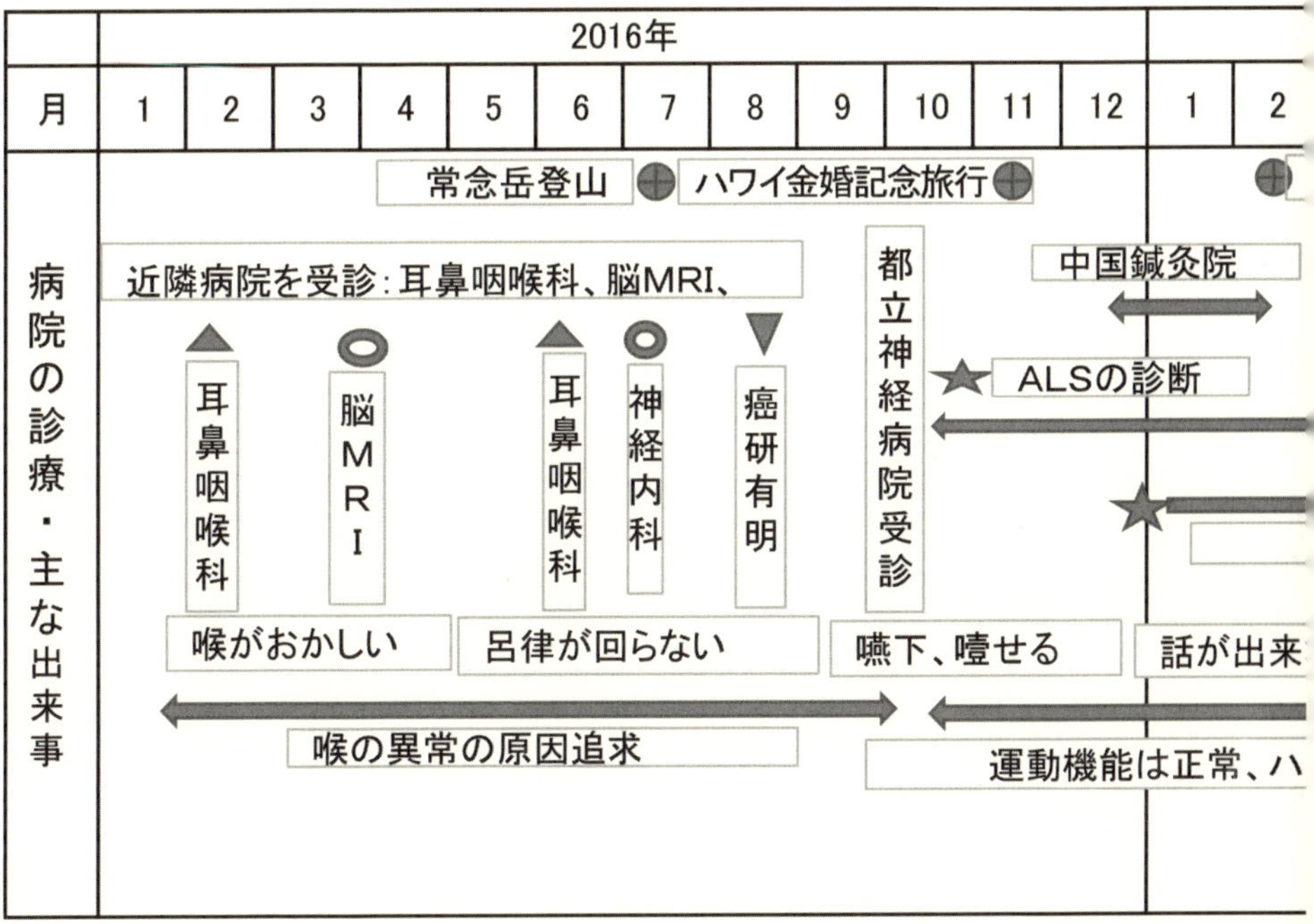

田中　繁夫（たなか・しげお）

1941年、神奈川県川崎市生まれ。1960年、県立川崎高校卒業。横浜国立大学工学部電気工学科を卒業後、東京芝浦電気中央研究所に勤務。1996年、東芝を早期退職し、（株）富士写真フイルム勤務。2000年、（有）ティップリサーチを設立し独立。経営コンサルタント（中小企業診断士、技術士）、横浜国立大学ベンチャービジネスラボ非常勤講師、大学発ベンチャーの育成、神奈川県中小企業センターマネージャーを歴任。
2005年から俳句をはじめ、2016年、俳句結社「末黒野」の同人。2007年、福祉施設の経営指導、福祉研修講師、社会福祉士の活動に注力、地域福祉活動、認知症ケア指導管理士。
2016年1月から構音障害を発症し、その原因究明に多くの病院に掛かり、同年10月に都立神経病院で進行性球麻痺の診断を受ける。2017年4月に検査入院の結果、ＡＬＳと確定診断。6月に（社）日本ＡＬＳ協会加入。8月に胃ろう創設、10月から下肢に症状が出て、2018年4月から車椅子生活。2017年9月までの元気な時は、ゴルフ、海釣り、アルプス登山、ハイキング、俳句、ドライブ、温泉旅行、料理、家庭菜園等の趣味を楽しんでいた。

ＡＬＳ患者として生きる覚悟
―難病の発症から二年半の自助と闘病の記録―

2018年9月8日　第1刷発行

著　者　田中繁夫
発行人　大杉　剛
発行所　株式会社 風詠社
〒553-0001　大阪市福島区海老江 5-2-2
大拓ビル 5-7階
TEL 06（6136）8657　http://fueisha.com/
発売元　株式会社 星雲社
〒112-0005 東京都文京区水道 1-3-30
TEL 03（3868）3275
装幀　2DAY
印刷・製本　シナノ印刷株式会社

ISBN978-4-434-25176-4 C0095